もう怖くない！

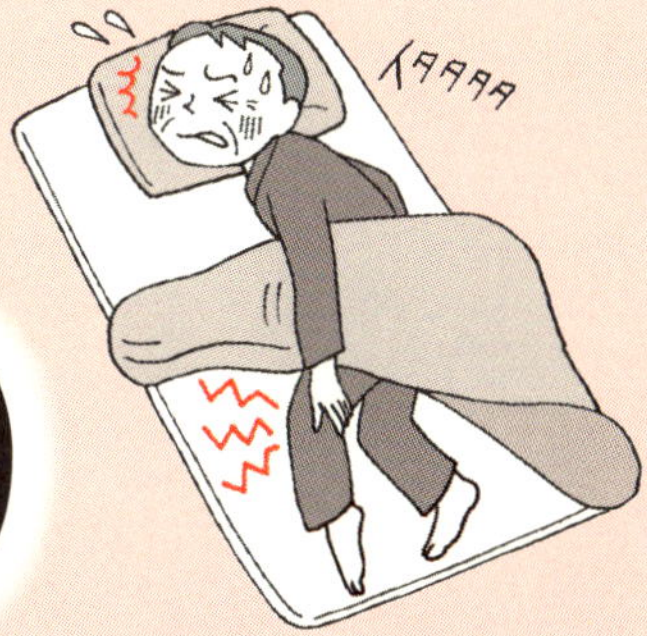

筋肉のつり こむらがえり

痛みの原因と対処法を徹底解説

出沢明PEDセンター 院長
帝京大学医学部附属溝口病院 客員教授
出沢 明 著

唯学書房

はじめに

誰もが一度は経験したことがある「こむらがえり」。

睡眠中に、スポーツのあとに、山登りやウォーキングの最中に……、突然襲ってくるあの激痛に悩まされている人は少なくないのではないでしょうか?

こむらがえりなどの「つる症状」の多くは病的なものではありませんが、なかには重い病気が原因となっている場合もあります。脊椎《せきつい》など整形外科の病気が原因になることもあり、私が勤務する病院にも、さまざまな背景でこむらがえりに悩む人が多く訪れます。

こむらがえりが頻発すると、痛くつらいだけでなく、睡眠不足になってしまったり、趣味の活動やスポーツが制限されたり、立ち仕事ができなくなったりして、QOL(Quality of Life:生活の質)自体に影響を及ぼしかねません。

意外に知られていませんが、こむらがえりは正しく対処することで、予防したり、つらい症状を緩和することが可能です。ただし、原因も多岐にわたっているため、「この薬を飲めば治る」といった単純なものではありません。そのメカニズムを正しく知り、さまざまな原因を予測しながら、ケースバイケースで対応していくことが大切です。

本書では、こむらがえりとは何なのか、どういう原因で起きるのかを知っていただくため、そのメカニズムをわかりやすく解説しています。また、それぞれのニーズにあった対処の参考となるよう、医療機関で治療が必要なケースから、自宅で簡単にできるセルフケアまで、たくさんの例をあげました。さらに、こむらがえりにかかわる危険な病気についても解説しているので、この本が早期発見の一助になれば幸いです。

つらい痛みに悩んでいる多くの人たちが、痛みから解放され、笑顔を取り戻していくことは、医師として本当に嬉しいことです。「痛いけど仕方ない」「老化現象だから」とあきらめるのではなく、いつまでも元気で豊かな人生を過ごすために、できることを一緒に考えましょう。

出沢明PEDセンター 院長
帝京大学医学部附属溝口病院 客員教授
出沢 明

本書で扱う体の区分と、つりやすい筋肉

（　　は特につりやすい筋肉）

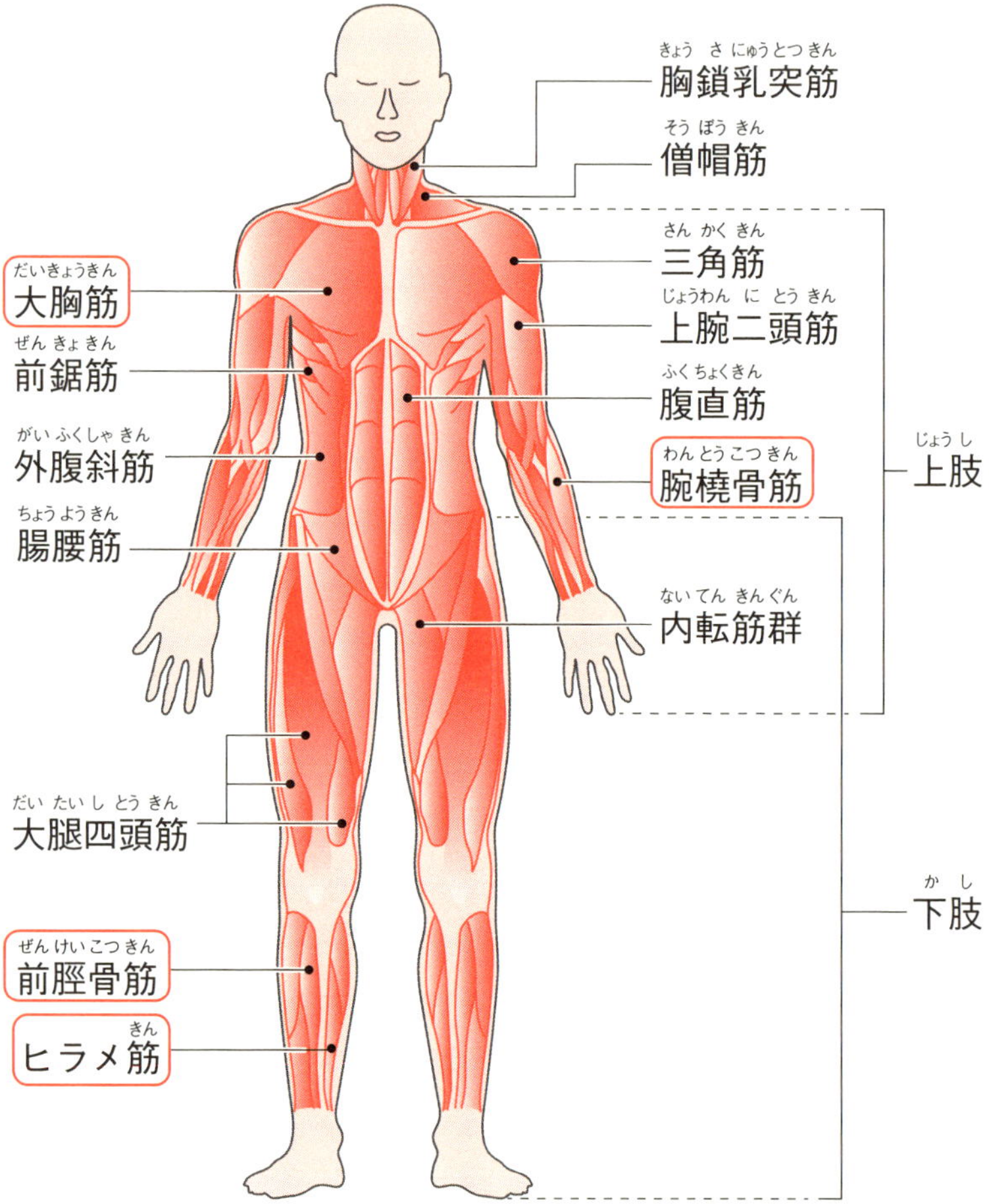

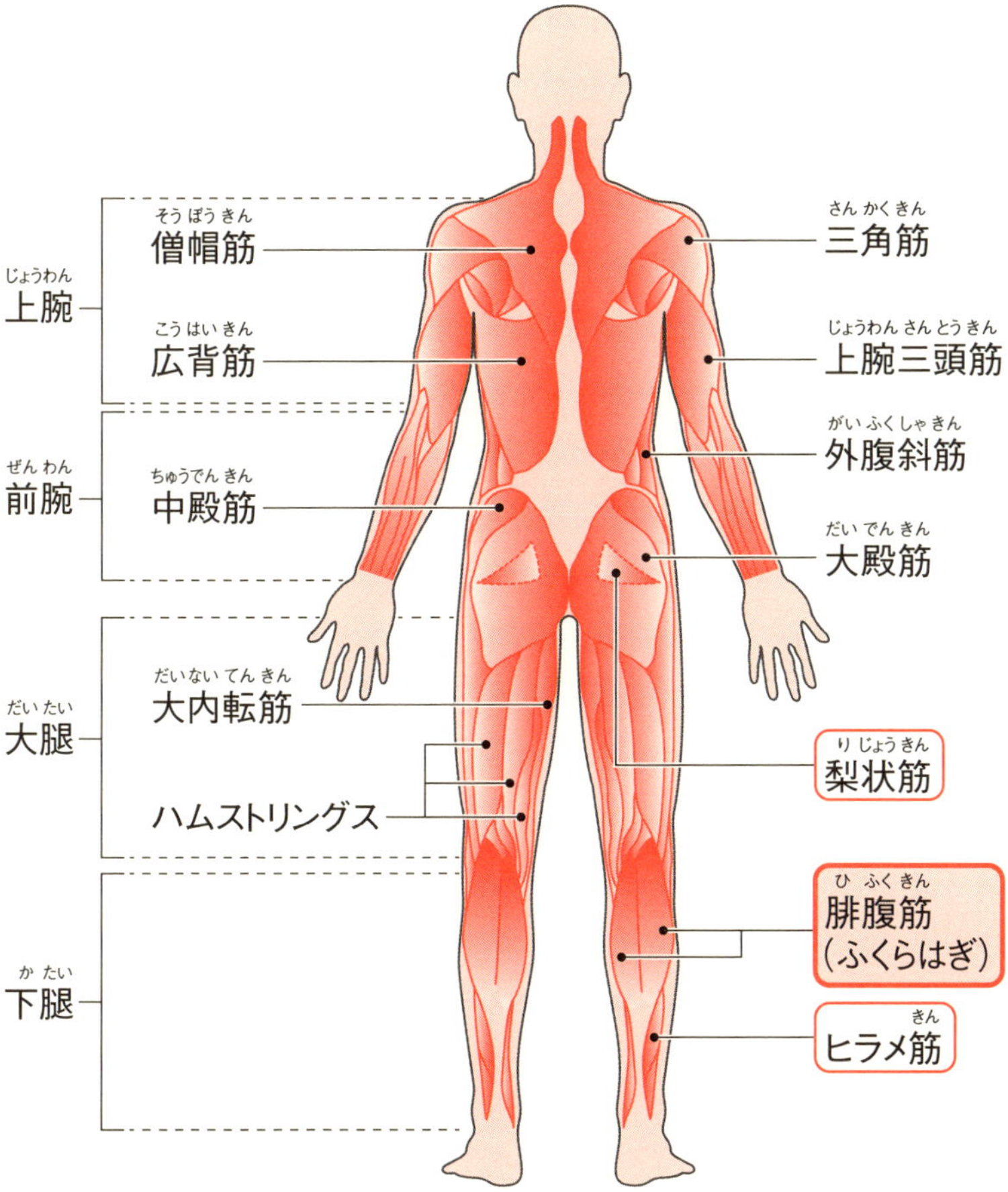
上腕《じょうわん》
僧帽筋《そうぼうきん》
広背筋《こうはいきん》
前腕《ぜんわん》
中殿筋《ちゅうでんきん》
大腿《だいたい》
大内転筋《だいないてんきん》
ハムストリングス
下腿《かたい》
三角筋《さんかくきん》
上腕三頭筋《じょうわんさんとうきん》
外腹斜筋《がいふくしゃきん》
大殿筋《だいでんきん》
梨状筋《りじょうきん》
腓腹筋《ひふくきん》
(ふくらはぎ)
ヒラメ筋《きん》

目次

Contents もくじ

Contents もくじ

第1章

そうだったのか！「つる」メカニズム

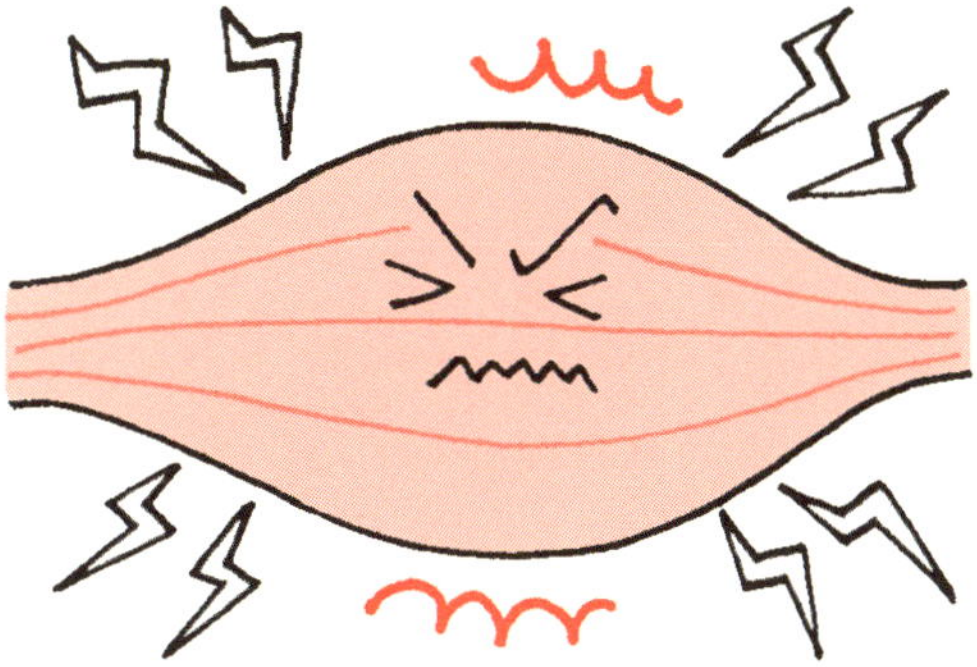

マラソンや水泳などのスポーツをしているとき、
あるいは眠っているときに、
突然、激しい痛みとともに筋肉が硬直し、
動かせなくなってしまったことはありませんか？
「つる」という状態は珍しいことではなく、
誰でも一度は経験しているはずです。
では、どうして筋肉は「つる」のでしょうか？
そのまま放置しておいてもいいのでしょうか？
まずは、そのメカニズムを知っておきましょう。

Q 「つる」とは、どんな状態のこと？

A 筋肉が痙攣《けいれん》を起こして収縮し、ロックされた状態のことです。

筋肉が急に収縮し、そのまま硬直。自分の意志では痛くて動かせなくなってしまう状態を「つる」といいます。医学用語では「有痛性筋痙攣《ゆうつうせいきんけいれん》」「筋クランプ」などとも呼ばれます。

私たちは、ふだん身体の筋肉を自分の意志で動かしています。ところがなんらかの原因で、自分の意志とは関係なく、筋肉が突然、痙攣《けいれん》を起こしてしまうことがあります。「つる」とは、痙攣を起こすことにより強く収縮した筋肉がロックされ、痛みをともなったまま動かせなくなってしまう状態です。特に、足のふくらはぎがつることが多く、水泳やマラソン、サッカーやテニスなどスポーツをしているとき、登山やウォーキングの最中、寝ている間などにも起こります。妊娠中の人にも多いほか、加齢とともに増えることも知られています。

どんなときに筋肉がつるの？

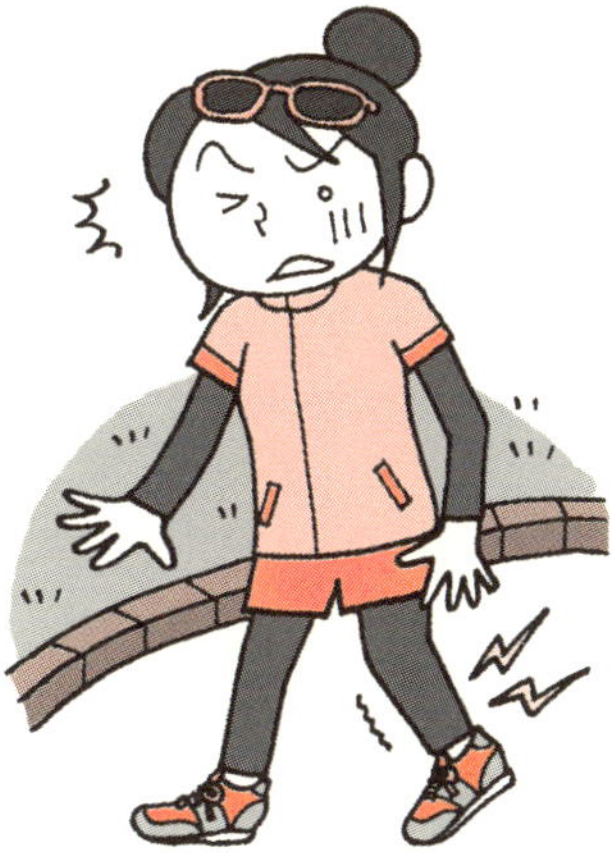

スポーツの途中やあと

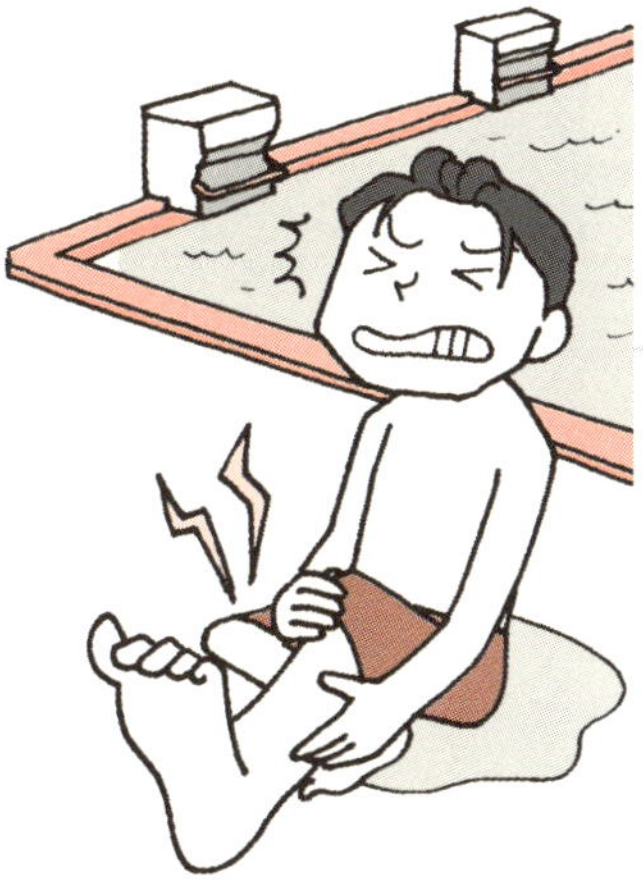

水泳の途中やあと

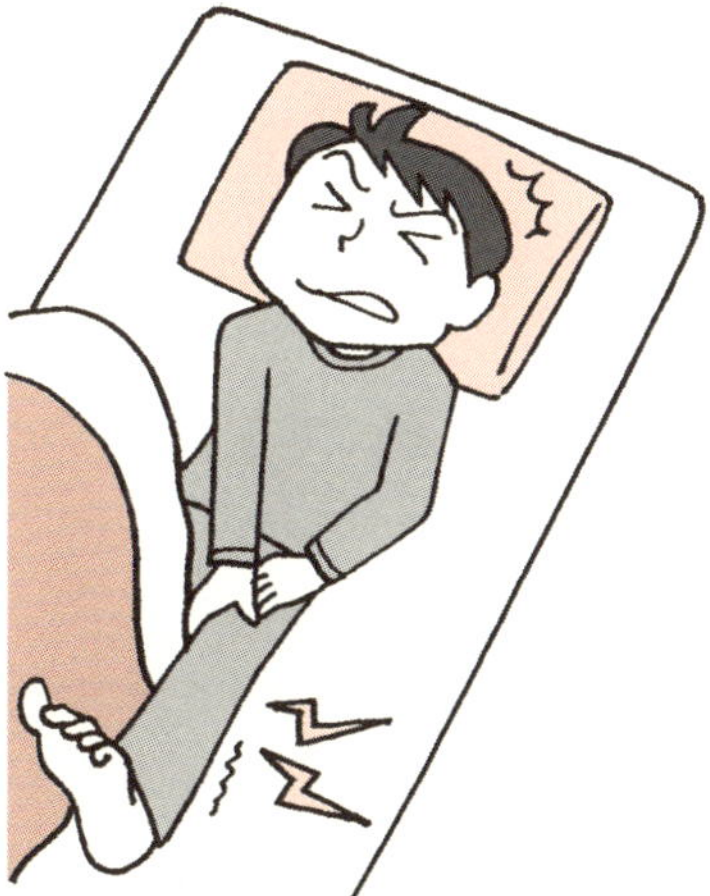

睡眠中や寝起き

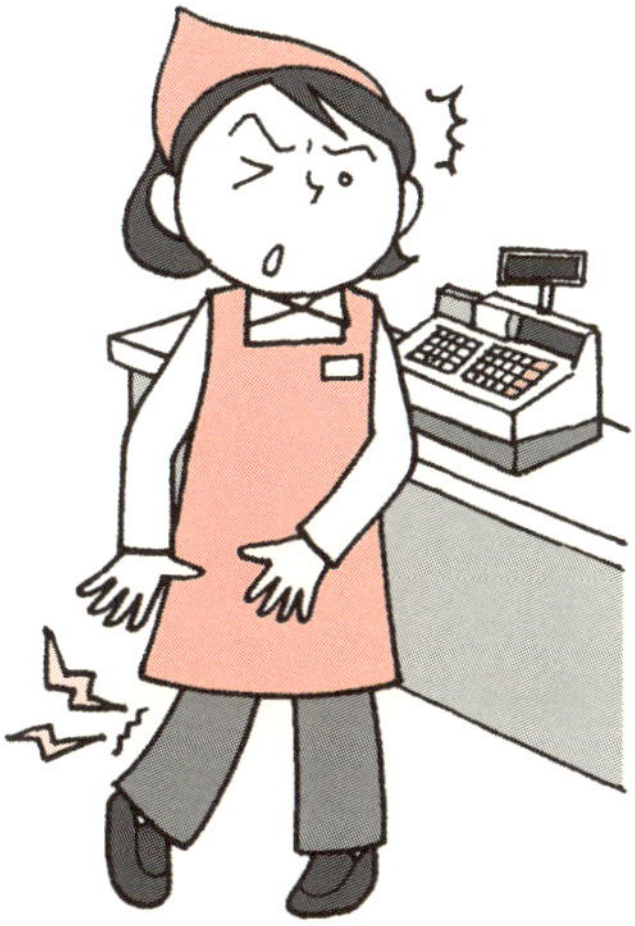

立ち仕事をしているとき

Q 「つる」と「こむらがえり」は同じ？

A こむらがえりはふくらはぎがつった状態。ふくらはぎ以外もつることがあります。

筋肉の痙攣《けいれん》は、ふくらはぎの腓腹筋《ひふくきん》という筋肉に起きやすいことが知られています。腓腹筋は外側頭《がいそくとう》と内側頭《ないそくとう》の2つの筋肉で構成されていて、大腿骨《だいたいこつ》に始まり、下方はヒラメ筋と合わさってアキレス腱となる筋肉です。昔はふくらはぎを「こむら（腓）」と呼んだことから、主にふくらはぎがつった状態を「こむらがえり」といいます。

しかし、筋肉がつる場所は、ふくらはぎだけではありません。足の側面や指、腱の付近、足首や太もも、土踏まず、そのほか首、肩、背中、腰、腹部など、さまざまなところでも筋肉の痙攣は起こることがあります。

一般的には誰にでも起きるもので、病的な原因がない場合がほとんどですが、なかには重い病気が原因となっていることもあるので、痛みが強かったり、同じ症状を頻繁に繰り返す場合は注意が必要です。

全身につる症状が出る進行性の病気「全身こむらがえり病（里吉病《さとよしびょう》）」という難病もあります。大人になってから発症することもありますが、多くの場合10歳前後で発症し、進行性に症状が悪化します。筋肉の痙攣のほかに、脱毛、下痢などの症状がみられます。

腓腹筋（ふくらはぎ）

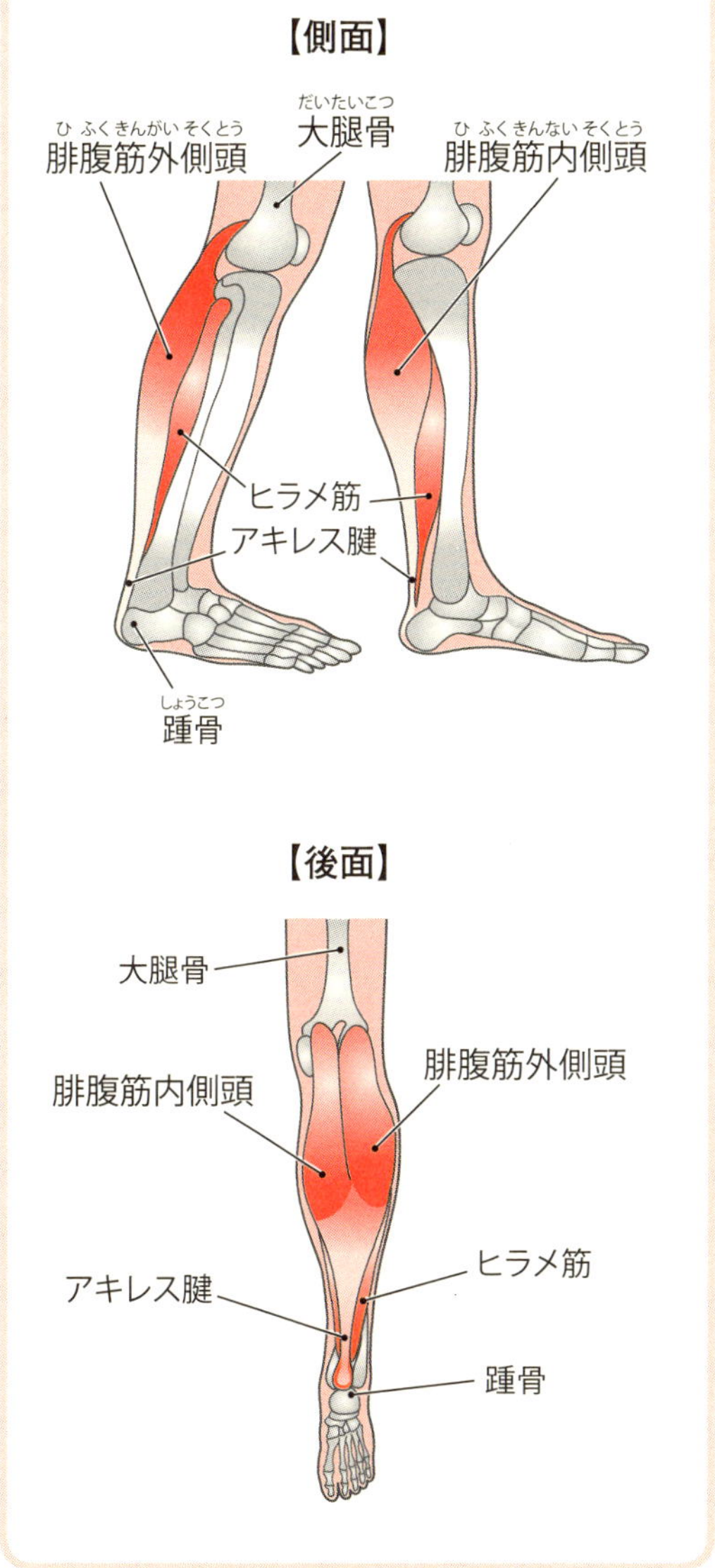

Q 筋肉に痙攣《けいれん》が起きてしまうのはなぜ？

A 筋肉のセンサーの働きが悪くなり、痙攣が起こると考えられています。

筋肉には、強い負担がかかったときなどの損傷を防ぐため、極度な伸張・収縮にブレーキをかけるメカニズムがあります。そのメカニズムを担うのが筋紡錘《きんぼうすい》と腱紡錘《けんぼうすい》です。筋紡錘は伸びすぎを、腱紡錘は縮みすぎをコントロールする働きをします。

筋紡錘は筋肉をつくっている筋線維《きんせんい》の中にあるセンサーで、筋肉が引き伸ばされると、その長さを感知し、脊髄《せきずい》に情報を送ります。そして、筋肉が伸びすぎて断裂しないよう「縮め！」と指令を出すのです。この反応を「伸張反射《しんちょうはんしゃ》」といいます。わかりやすい例では、かっけの検査などで用いられる「膝蓋腱反射《しつがいけんはんしゃ》」があげられます。足裏が地面につかない状態で椅子に座り、膝下の部分をたたくと瞬間的に大腿四頭筋《だいたいしとうきん》が伸び、これを筋紡錘が感知し脊髄に伝えることで、

「縮め！」の指令が出て膝下部分が跳ね上がる現象です。

筋紡錘と膝蓋腱反射のメカニズム

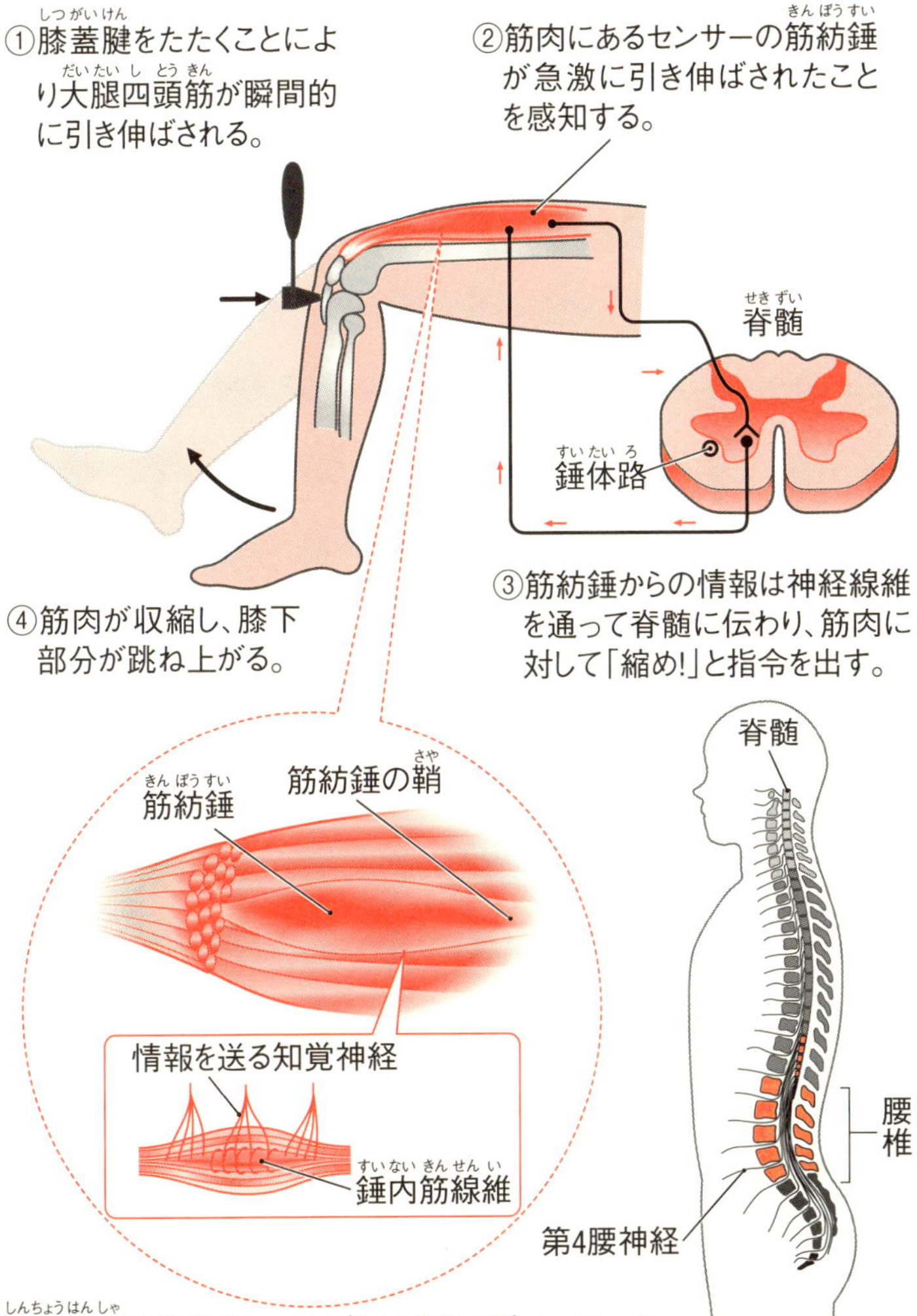

伸張反射《しんちょうはんしゃ》は脊髄のレベルごとに分担が決まっている。
たとえば、大腿四頭筋《だいたいしとうきん》は主に第4腰神経が担当している。

同じように腱にも腱紡錘（ゴルジ腱器官《けんきかん》とも呼ばれる）という腱の伸展を感知するセンサー器官があります。腱は自ら伸び縮みすることはありませんが、筋肉が緊張する（縮む）と腱が伸び、筋肉が緩むと腱が縮むというメカニズムになっています。

腱紡錘は、「これ以上、負荷がかかると筋肉や腱が断裂する」という危険を回避するため筋肉を弛緩《しかん》させる指令を出します。この反応を「自己抑制」といいます。

無意識のうちに筋紡錘や腱紡錘が働き、私たちの筋肉のバランスをとっています。筋紡錘、腱紡錘のセンサー自身の感度は、脊髄によって鍛えられ、調節されています。腱紡錘のほうがセンサーの感度が高いので、日常的には、筋紡錘と腱紡錘が同時に働くことはありません。

つる症状は、腱紡錘の働きが鈍くなることで、筋肉を調整するシステムのバランスが崩れ、異常な収縮が起きている状態です。たとえば人間の足は、ふくらはぎの筋肉が緊張して縮むとアキレス腱が伸びる構造になっています。筋肉が過度に縮むとアキレス腱にある腱紡錘が、腱の伸びすぎを防ぐため、筋肉に「それ以上縮むな！」と指令を出します。このとき、何かのきっかけで腱紡錘が働かず、縮んだ筋肉が異常に収縮を続けてしまうと、こむらがえりが起きてしまうのです。

筋紡錘と腱紡錘（ゴルジ腱器官）

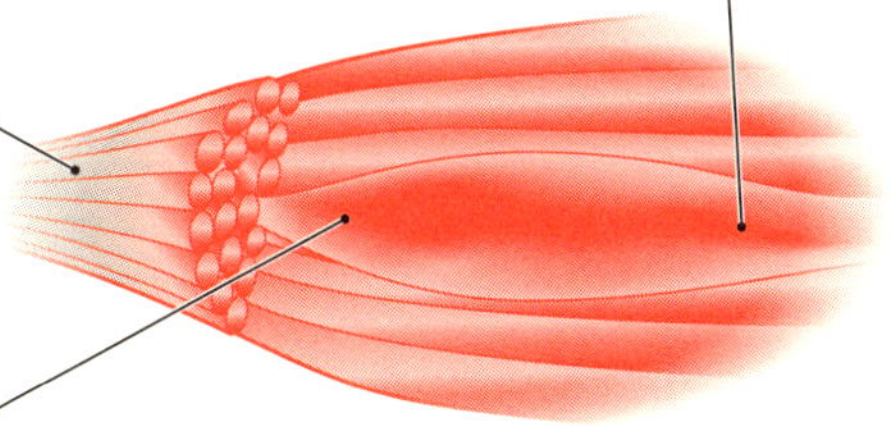
腱紡錘《けんぼうすい》
（ゴルジ腱器官《けんきかん》）
腱の中にある。筋肉の収縮による腱の伸びを感知し、その情報を脊髄へ送る。
筋紡錘の鞘《さや》
筋紡錘《きんぼうすい》
筋線維の中にある。筋紡錘の中の錘内筋線維に巻きついた知覚神経が筋肉の伸びを感知して、脊髄に情報を送る。

筋紡錘と腱紡錘の役割

筋紡錘	腱紡錘
筋の伸びを感知	筋の収縮による腱の伸びを感知
↓	↓
筋に対して「縮め！」の指令	筋に対して「これ以上縮むな！」の指令
↓	↓
伸びすぎを防ぐ	収縮しすぎを防ぐ

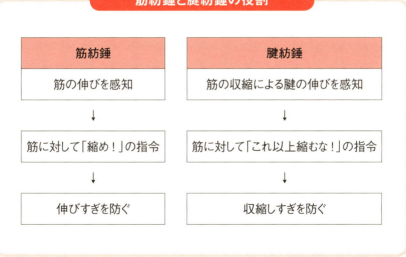

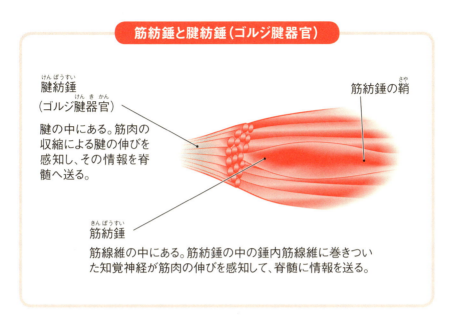

Q 筋肉の収縮をコントロールする腱紡錘《けんぼうすい》の働きが悪くなる原因は？

A 疲労やミネラルバランスの乱れが一因と考えられています。

腱紡錘《けんぼうすい》の働きが悪くなるメカニズムはまだよくわかっていません。病気などの背景がない場合、有力視されている原因のひとつが「電解質異常《でんかいしついじょう》」です。電解質とは水に溶けると電気を通す物質のこと。体液（細胞内液や血液）の中にあり、神経が情報のやりとりをするときに使われており、身体にとって重要な役割を果たしています。

主な電解質として、マグネシウム、カルシウム、ナトリウム、カリウムなどのミネラルがあげられます。神経の伝達や筋肉の収縮にはこれらのミネラルが関係しています。なかでも、筋肉の収縮にとって特に重要なのがマグネシウム。カルシウムやカリウムの働きを調整する重要な役割を担っているにもかかわらず現代人には不足しがちで、こむらがえりの多くはマグネシウム不足が原因です（↓76・80ページ参照）。加齢や疲労、栄養不足、脱水、冷えなどでミネラルのバランスが崩れると、神経の伝達に支障が生じ、腱紡錘の働きも鈍くなります。その結果、筋肉の収縮がコントロールできなくなり、痙攣《けいれん》を起こすのではないかと推測されています。

たとえば、汗をかくと、汗と一緒にミネラルが排出されてしまいます。通常は新陳代謝《しんちんたいしゃ》により自然に補われますが、スポーツをしたときなどは排出量が多くバランスが崩れてしまうことがあるのです。また、消化不良で下痢が続いていると、慢性的な脱水状態になり、ミネラルバランスが崩れてしまうことがあります。高齢者に多く、注意が必要です。そのほか、利尿薬や降圧剤、ホルモン剤などの薬剤が原因で、ミネラルバランスが崩れることもあります。

電解質（ミネラル）の働き

重要！

マグネシウムイオン	筋肉の収縮、骨や歯の生成など
カルシウムイオン	神経伝達、筋肉の収縮、骨や歯の生成、血液を固めるなど
ナトリウムイオン	体の水分量や浸透圧の調節、神経伝達、筋肉の収縮など
カリウムイオン	神経伝達、筋肉の収縮など

Q スポーツ中に、よく足がつるのはなぜ？

A 発汗による脱水、ミネラルバランスの崩れ、筋肉疲労などが原因と考えられます。

発汗によるミネラルの排出も原因になりますが、サッカーやマラソン、テニス、水泳など筋肉をよく使う運動中に、こむらがえりが起きることが多く、筋肉疲労も原因の1つと考えられています。筋肉疲労とは、運動や無理な姿勢などにより筋肉に負荷がかかることで、筋肉の緊張が強くなり、硬直してしまう状態のことです。筋肉をよく使う激しいスポーツをするときには、筋肉の収縮をコントロールするカルシウムが大量に消費されることになり、カルシウムが欠乏することで筋肉疲労を招くと考えられています。

また、筋肉疲労の状態が続くと、筋紡錘《きんぼうすい》と腱紡錘《けんぼうすい》も常に過敏な状態に置かれることになり、誤作動が起きやすくなります。ちょっとした運動や姿勢の変化にセンサーが過剰反応してしまい、必要以上に筋肉を収縮させてしまうのです。

特に水泳の場合、筋肉疲労に加えて筋肉が冷えることで血流が滞り電解質が運ばれにくくなるため、筋肉の異常収縮が生じやすくなると考えられています。

筋肉疲労とこむらがえりのメカニズム

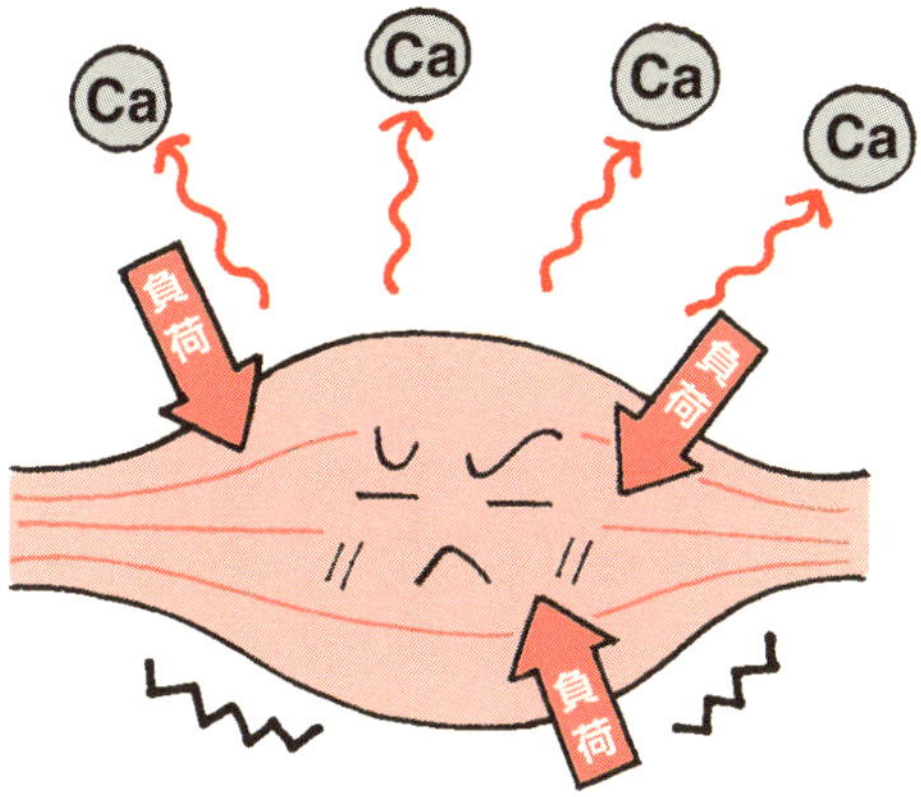

筋肉に大きな負荷がかかると、カルシウム（Ca）をたくさん使ってしまい、筋肉疲労が起こる。

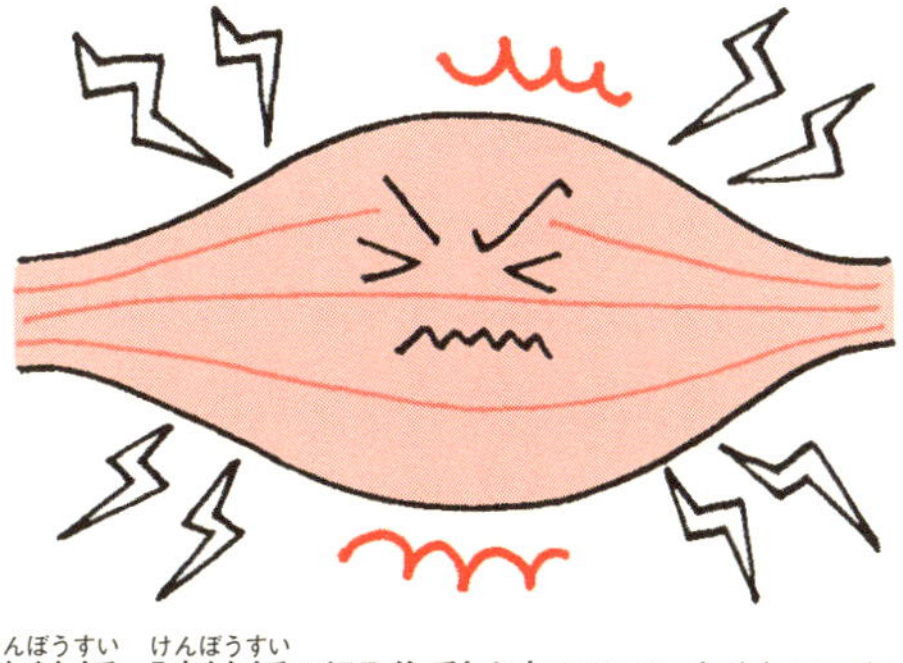

筋紡錘《きんぼうすい》、腱紡錘《けんぼうすい》が誤作動を起こしやすくなり、ちょっとした動作にもセンサーが過剰に反応する。

筋肉の異常な収縮（こむらがえり）が起きる＝つる！

Q 睡眠中に足がつりやすいのはなぜ？

A 筋肉疲労に加え、腱紡錘《けんぼうすい》の働きが低下するためです。

夜、寝ているときにこむらがえりを起こすことが多いのも、冷え、過労を含めミネラルバランスの崩れが原因と考えられています。

睡眠中はコップ1~2杯程度の汗をかくといわれており、ミネラルバランスが崩れるリスクが高くなります。頻繁にこむらがえりを起こす人は、予防のために就寝前にコップ1杯の水を飲むようにしましょう。

また、日中特に激しい運動をしていなくても、夜になると仕事、家事、外出など日常生活での疲れが積み重なって筋肉疲労が起きている可能性があります。疲れた筋肉は通常はゆるむものですが、寝ているときには自然と足のつま先が外側へ伸びることが多く、ふくらはぎの筋肉が少し縮んだ状態になってしまいます。しかも、筋肉が収縮しすぎるのを防ぐ腱紡錘《けんぼうすい》の働きが低下しているため、ちょっとしたきっかけで、筋肉が異常な収縮を起こしてしまうのです。

さらに、寝ているときは足の温度が低下し、冷えることも原因になります。冬場はもちろん、夏場は寝ている間に暑さで布団をけってしまったり、布団から足を出してしまうことで、足を冷やしてしまいがちです。

睡眠時に足がつりやすい理由

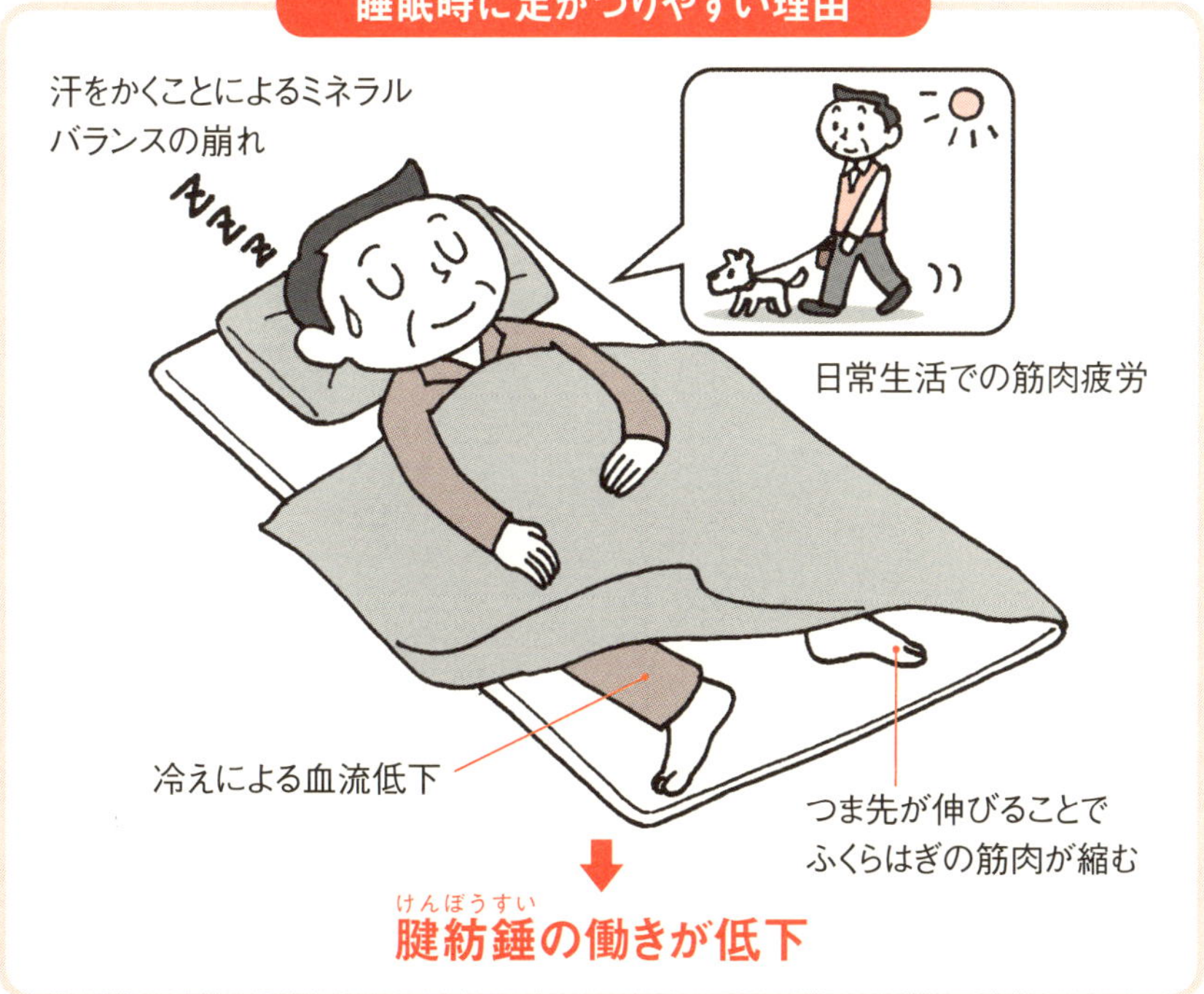
汗をかくことによるミネラルバランスの崩れ
日常生活での筋肉疲労
冷えによる血流低下
つま先が伸びることでふくらはぎの筋肉が縮む
腱紡錘《けんぼうすい》の働きが低下

Q 年をとると足がつりやすくなるのはなぜ？

A 筋肉量の減少、新陳代謝《しんちんたいしゃ》の低下、動脈硬化《どうみゃくこうか》による血行不良や冷えが原因です。

加齢とともにウォーキングなどの軽い運動や、日常のちょっとした動作がきっかけでこむらがえりが起きるケースが増えます。また、睡眠時のこむらがえりも多くなるようです。中高年になると、こむらがえりが慢性化しやすい理由は、足の筋肉量の減少や動脈硬化《どうみゃくこうか》による血行不良などではないかと考えられています。

一般的に筋肉量は20歳代をピークに低下することが知られています。左ページの図は、年齢による基礎代謝量の変化を表しています。加齢による基礎代謝量の低下の主な原因は筋肉量の減少なので、この図から年齢とともに筋肉量が減っていることがわかります。足の筋肉量が減ると、血流が滞り、新陳代謝《しんちんたいしゃ》も悪くなりがちです。必要なミネラルが充足されず、気づかないうちにミネラルバランスを乱していることが多いのです。

さらに加齢にともなう動脈硬化、血行不良による冷え、病気による神経障害、薬の副作用など、さまざまな要因が重なりやすく、その結果、軽い運動でもこむらがえりが起きやすくなります。

特に運動をしていなくても、筋肉量が減少していることで、仕事、家事、外出などの日常の動作で足に負荷がかかりやすく、夜になると筋肉疲労が蓄積してしまいます。そのため、睡眠時にこむらがえりが起きてしまうのです。

年齢による基礎代謝量の変化

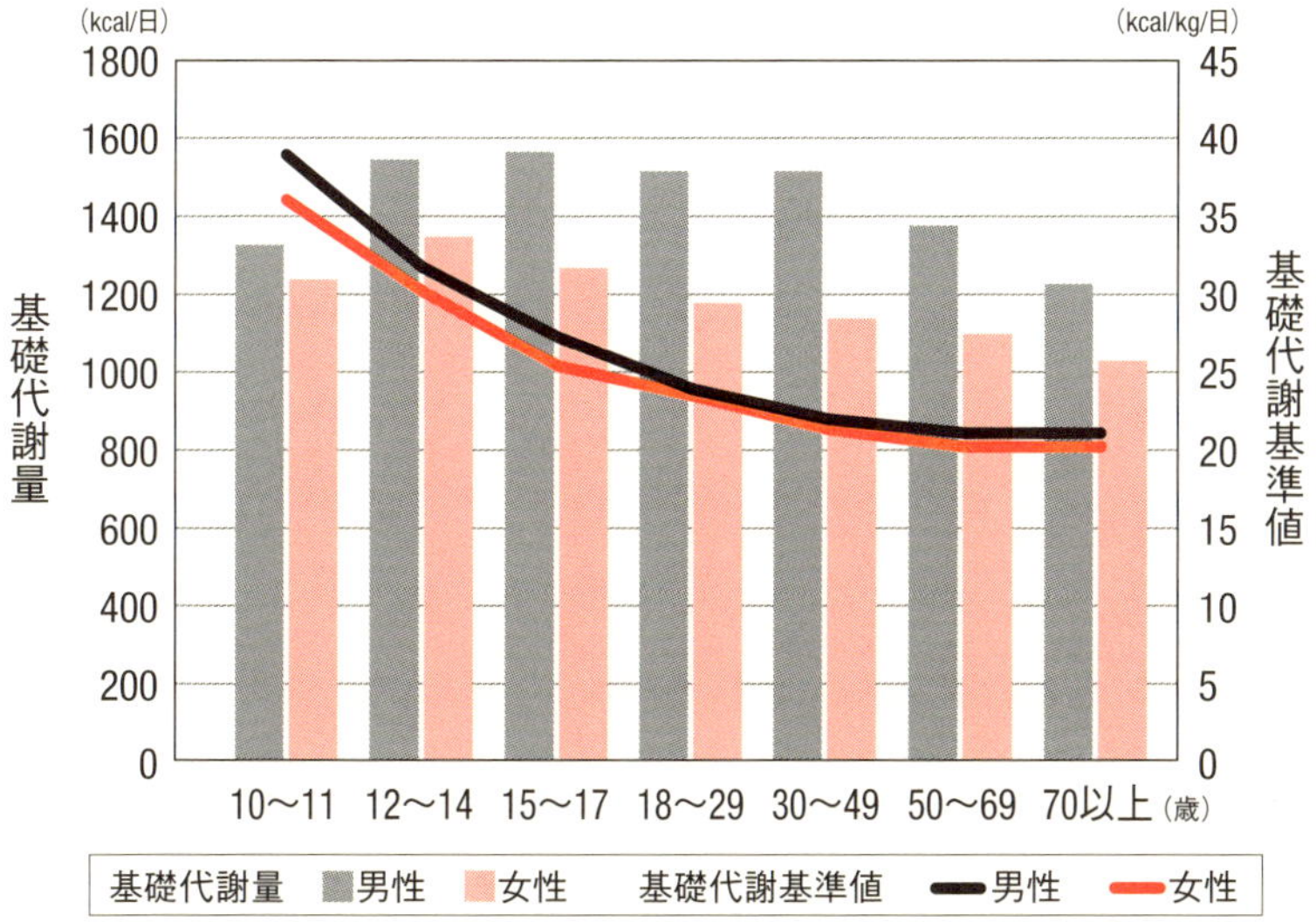

出典:厚生労働省、e-ヘルスネット「加齢とエネルギー代謝」より作成

Q たびたびつるのですが放置して大丈夫？

A 多くは病的なものではありませんが、なかには危険なものもあります。

ほとんどの場合、つる症状は病的なものではありません。けれども、なかには背景に病気が隠れている場合もあるので、注意が必要です。

たとえば、糖尿病《とうにょうびょう》や腎・肝機能障害が原因となり、全身につる症状があらわれることが知られています。首や肩、腕など「足以外がつる」「全身がつる」という人は、肝硬変《かんこうへん》や糖尿病になりかけている可能性があります。どちらも全身の血流が悪くなる病気なので、電解質が行きわたりにくくなり、足だけでなく体の各所に症状があらわれるのです。

腰部《ようぶ》脊柱管狭窄症《せきちゅうかんきょうさくしょう》、腰椎椎間板《ようついついかんばん》ヘルニア、変形性脊椎症《へんけいせいせきついしょう》など脊椎の病気でも、こむらがえりがあらわれます。また、閉塞性動脈硬化症《へいそくせいどうみゃくこうかしょう》で足の動脈硬化が進むと、足がしびれたり頻繁にこむらがえりを起こすようになります。動脈硬化が進行すると、脳梗塞《のうこうそく》や狭心症《きょうしんしょう》、心筋梗《しんきんこう》塞《そく》につながる可能性があるので、生活習慣の改善や、きちんと治療を受けることが大切です。

気になる症状がある場合には、整形外科、神経内科、循環器科、糖尿病の専門医などを受診しましょう。

つる症状にかかわる病気

	病気の種類	つる以外の症状
代謝系	糖尿病	のどの渇き、疲労感、多尿・頻尿
	腎・肝機能障害	
脊髄系	腰部脊柱管狭窄症	間欠跛行、腰痛
	腰椎椎間板ヘルニア	腰痛、しびれ
血管系	閉塞性動脈硬化症	間欠跛行
	一過性脳虚血発作	手足がしびれる、めまいがする、ろれつがまわらない、ものが二重に見えるなど
	脳梗塞	
	狭心症	胸の痛みや背中の痛み、のどの痛み、左肩から腕にかけてのしびれ・痛みなど
	心筋梗塞	
甲状腺系	甲状腺機能低下症	全身の倦怠感、食欲低下、皮膚の乾燥、顔のむくみ、脱毛など
	副甲状腺機能低下症	
神経・筋肉系	運動ニューロン疾患（筋萎縮性側索硬化症など）	舌や手足の筋の細かいふるえ、手指の振せんなど
	筋疾患（筋強直性ジストロフィーなど）	筋力低下や萎縮、認知症状、性格変化、白内障、脂質異常症、前頭部脱毛など
	多発性神経症	手足のしびれ、歩行困難など

Q 糖尿病《とうにょうびょう》とつる症状との関連は？

A 高血糖《こうけっとう》状態が続くと、合併症《がっぺいしょう》が起こり、電解質《でんかいしつ》バランスも崩れてしまいます。

糖尿病《とうにょうびょう》とは、血糖値《けっとうち》（血液中のブドウ糖の濃度）を調整するインスリンというホルモンがうまく働かなくなり、高血糖状態《こうけっとう》（血糖値が高い状態）が続くことで、さまざまな症状が起きる病気です（→詳しくは36ページ参照）。

血糖値が高くても、はじめはほとんど症状を感じることはありません。しかし、次第に、のどの渇き、疲労感、多尿・頻尿などの症状があらわれるようになり、放置すると、やがて、全身のさまざまな臓器に合併症《がっぺいしょう》が起こる危険があります。

糖尿病の人のつる症状は末梢神経《まっしょうしんけい》の働きが悪くなることで起きる神経障害が背景にあり、血糖値が高い状態が続いた結果、電解質バランスが乱れることなどが原因になると考えられていますが、明確な因果関係はわかっていません。

血糖値が高い人で、つる症状のほかにも、しびれ、痛みなどの症状が強い場合は糖尿病の可能性が疑われるので、念のため受診するほうがいいでしょう。

また、糖尿病にともなう腎機能の低下が、つる症状を起こすこともあります。

糖尿病の主な症状

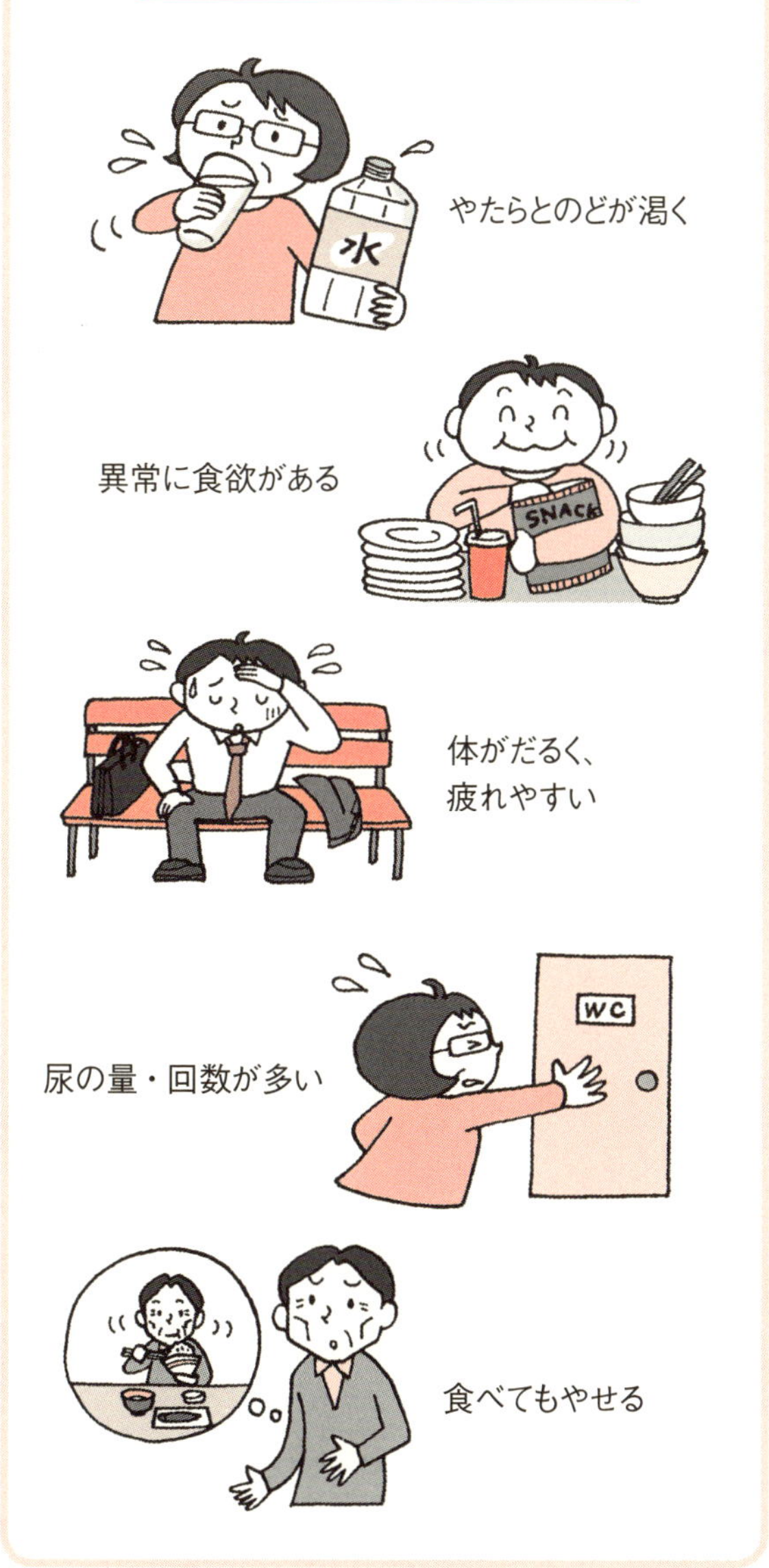
やたらとのどが渇く
水
異常に食欲がある
SNACK
体がだるく、疲れやすい
尿の量・回数が多い
WC
食べてもやせる

Q 脊柱管《せきちゅうかん》の異常とこむらがえりの関連は？

A 椎間板《ついかんばん》の変化で脊柱管の中の神経が圧迫。痛みやしびれなどの症状が生じます。

腰部《ようぶ》脊柱管狭窄症《せきちゅうかんきょうさくしょう》は、加齢・労働などによる椎間板《ついかんばん》の変化で、神経が通っている脊柱管が狭くなる病気です（↓50ページ参照）。特徴的な症状として、しばらく歩くと足がだるくなり長い距離を続けて歩くことができなくなる間欠跛行《かんけつはこう》があります（↓24ページ参照）。間欠跛行がみられず、腰痛やしびれなどの症状が顕著な場合は、腰椎椎間板《ようついついかんばん》ヘルニアを疑います。椎間板に亀裂が入り、中にある髄核《ずいかく》が飛び出して神経を圧迫することで、症状があらわれます。

いずれも、神経が圧迫されることで、特に下半身に症状があらわれやすく、腰痛、こむらがえり、足や臀部《でんぶ》の痛み、しびれなどの症状がみられます。第2-第3腰椎間、第3-第4腰椎間に異常がある場合は太ももに、第4-第5腰椎間の場合は下腿外側《かたいがいそく》に症状が出ます。

腰部脊柱管狭窄症と腰椎椎間板ヘルニア

【正常な脊柱管《せきちゅうかん》】　【腰部《ようぶ》脊柱管狭窄症《せきちゅうかんきょうさくしょう》】

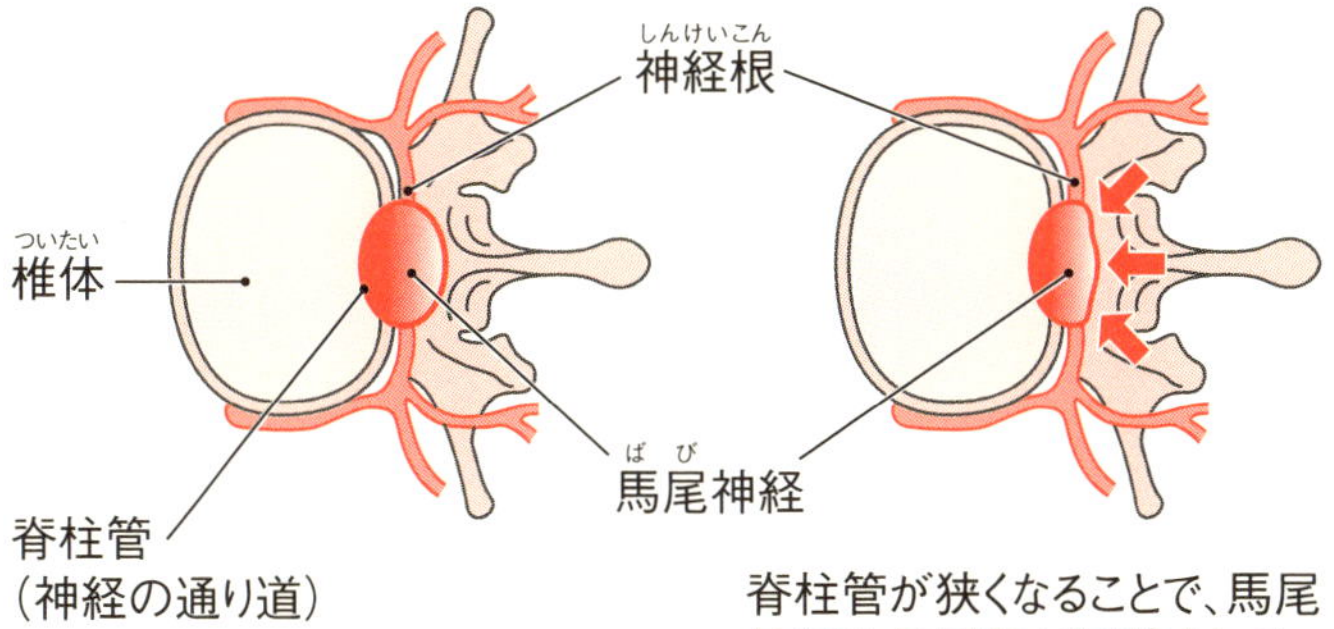

脊柱管が狭くなることで、馬尾神経や神経根が圧迫される。

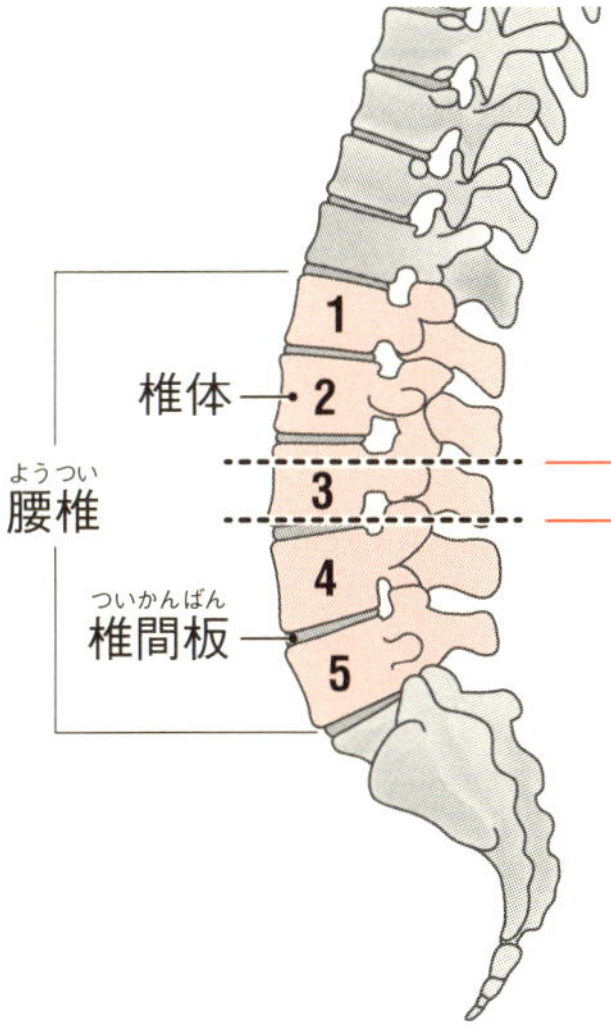

【腰椎椎間板ヘルニア】

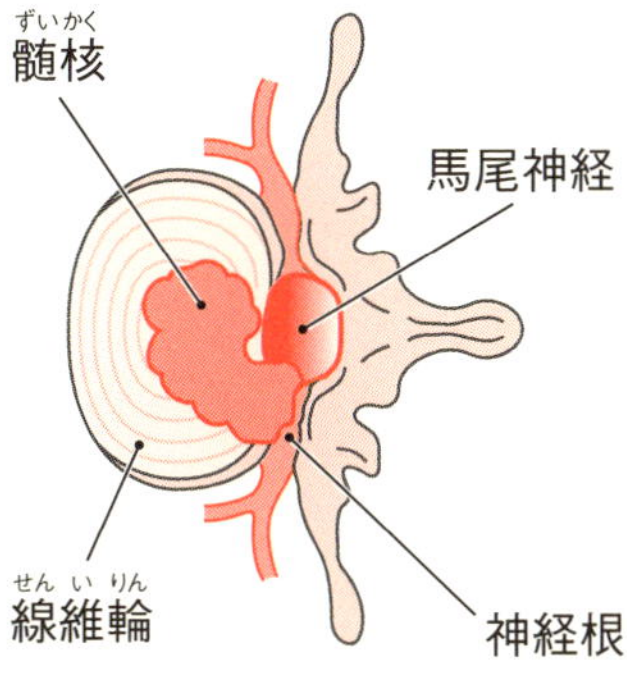

椎間板の内部にある髄核が飛び出し、馬尾神経や神経根が圧迫される。

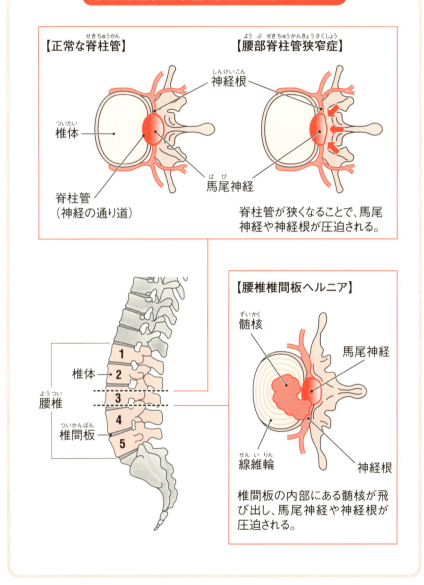

Q 腰《よう》部《ぶ》脊《せき》柱《ちゅう》管《かん》狭《きょう》窄《さく》症《しょう》に特徴的な間《かん》欠《けつ》跛《は》行《こう》とは？

A しばらく歩くと足が痛くて歩けなくなり、休むと再び歩けるようになる症状です。

しばらく歩くと足がだるくなり、長い距離を続けて歩くことができなくなる症状を「間欠跛《かんけつは》行《こう》」といい、腰部脊柱管狭窄症《ようぶせきちゅうかんきょうさくしょう》の代表的な症状のひとつです。背筋を伸ばして立ったり、長時間歩くと、太ももや膝から下にしびれや痛みが生じます。たとえば、バス停で立っているだけで下肢《かし》や臀部《でんぶ》が重だるくなる場合も同様です。そこで、少し前かがみになったり、腰かけたりして休むと、しびれや痛みはおさまります。

間欠跛行の症状がみられた場合、まず、腰部脊柱管狭窄症を疑います。整形外科では、他の症状を確認したうえで、レントゲンやMRIなどを使って診断します。腰部脊柱管狭窄症だとしても、初期の場合は、薬物療法（神経の周りの血流をよくする）や運動療法で症状が改善できるので、できるだけ早く整形外科を受診してください。

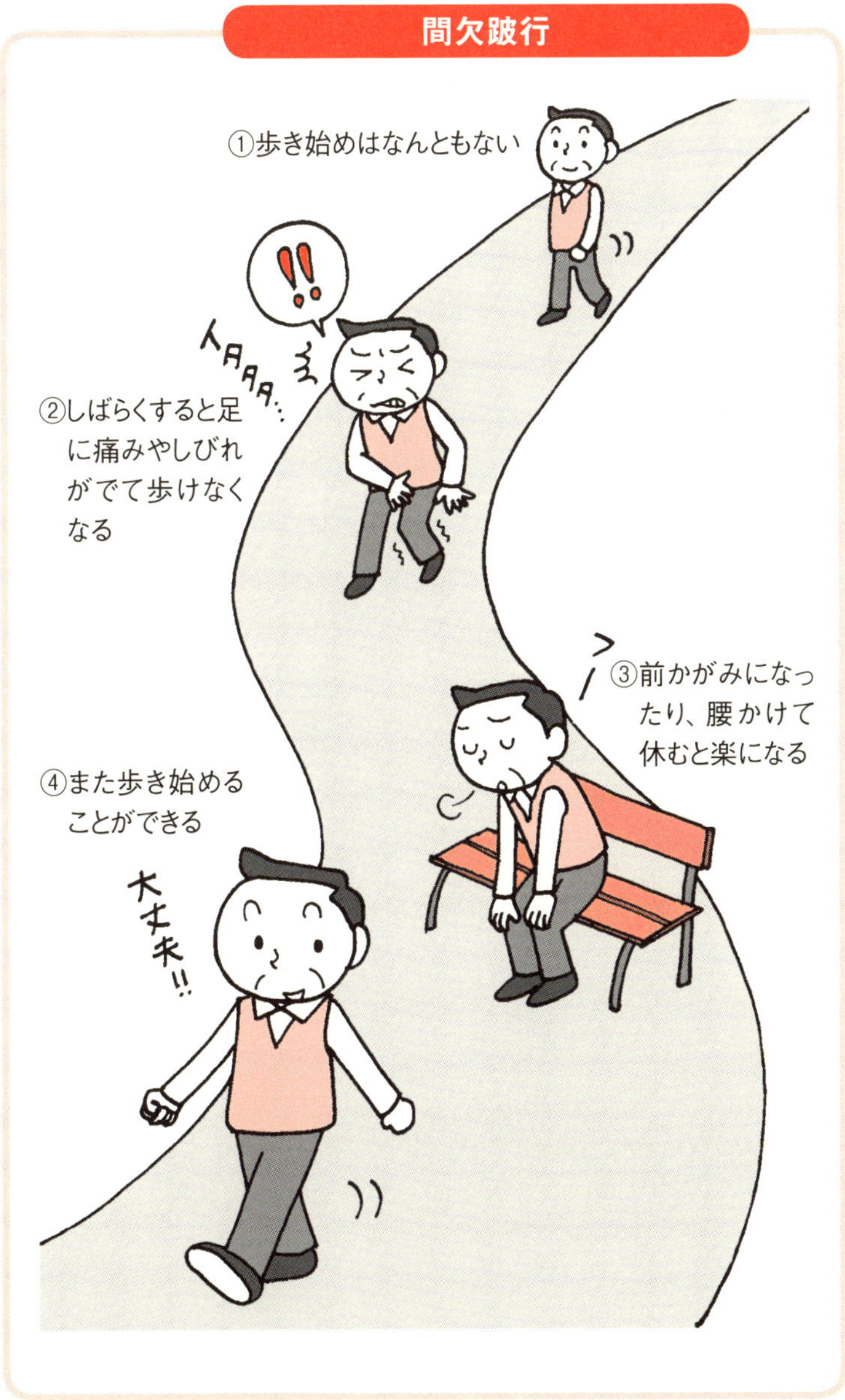
間欠跛行
①歩き始めはなんともない
!!
イタタタ…
②しばらくすると足に痛みやしびれがでて歩けなくなる
③前かがみになったり、腰かけて休むと楽になる
④また歩き始めることができる
大丈夫!!

Q 間欠跛行《かんけつはこう》とこむらがえりがありますが、腰部脊椎管狭窄症《ようぶせきちゅうかんきょうさくしょう》でしょうか？

A 腰痛がなく、いくつかの症状がある場合は、閉塞性動脈硬化症《へいそくせいどうみゃくこうかしょう》も疑われます。

間欠跛行《かんけつはこう》の原因は大きく分けて2つあり、ひとつが腰部脊柱管狭窄症《ようぶせきちゅうかんきょうさくしょう》などの脊髄《せきずい》系の病気、もうひとつが閉塞性動脈硬化症《へいそくせいどうみゃくこうかしょう》などの血管系の病気です。

閉塞性動脈硬化症は、動脈硬化などによりふくらはぎを中心とした下肢《かし》の筋肉の血流が低下し（虚血《きょけつ》）、歩行が困難になる病気です。足が冷たくなる、痛む、しびれるなどが初発症状で、次第に間欠跛行がみられるようになります。腰部脊柱管狭窄症との違いは、閉塞性動脈硬化症では、腰痛がほとんどみられないことです。また、腰部脊柱管狭窄症は前かがみになることで足の痛みが治まりますが、閉塞性動脈硬化症では痛みが治まりません。間欠跛行にも違いがあり、腰部脊柱管狭窄症は数分で治まるのに対し、閉塞性動脈硬化症の場合は数分の休息で改善することがなく20分以上を要します。

閉塞性動脈硬化症の診療には左記のフォンテイン分類を用います。足だけでなく他の血管でも動脈硬化が進行している疑いがあり、閉塞部位によっては、脳血管障害、虚血性心疾患などの合併症《がっぺいしょう》を起こす可能性もあります。できるだけ早く医師の診断を受けましょう。

閉塞性動脈硬化症の診療に用いられるフォンテイン分類

Ⅰ度

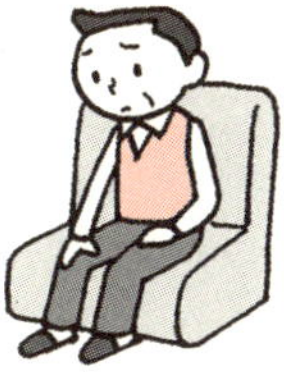

無症状（軽度虚血《きょけつ》）
- 足がしびれる。
- 足が冷える。

↓

Ⅱ度

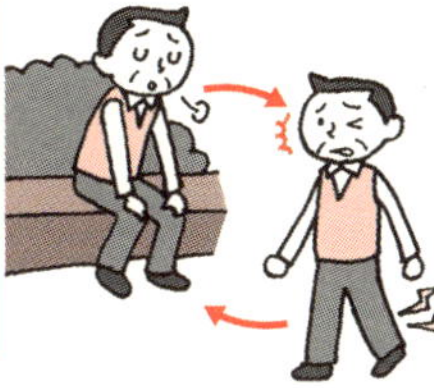

間欠跛行《かんけつはこう》（中等度虚血）
- しばらく歩くと足が痛くなって歩けなくなる。
- 20分以上休むと再び歩けるようになる。

↓

Ⅲ度

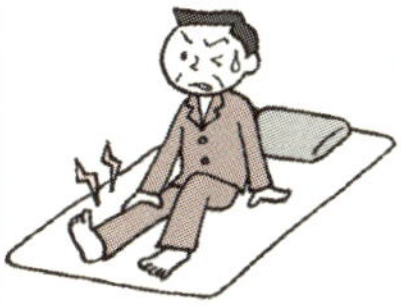

安静時疼痛《とうつう》（高度虚血）
- 安静にしていても足が痛む。
- 痛みで夜もよく眠れない。

↓

Ⅳ度

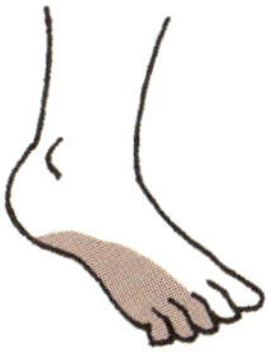

潰瘍《かいよう》、壊死《えし》（重度虚血）
- 皮膚がただれて潰瘍ができ、治りにくい。
- さらに進行すると、組織が壊死する。

Q こむらがえりと脳梗塞《のうこうそく》や心筋梗塞《しんきんこうそく》との関連は？

A 動脈硬化《どうみゃくこうか》によるこむらがえりが頻発する場合は、注意が必要です。

動脈硬化《どうみゃくこうか》が進行すると、血管がつまりやすくなり、脳梗塞《のうこうそく》や狭心症《きょうしんしょう》、心筋梗塞《しんきんこうそく》のリスクが高まります。

脳梗塞は何らかの原因で脳の血管が詰まり、血流が滞り、脳の組織が壊死《えし》してしまう病気です。脳梗塞の前兆として、多くの人に一過性脳虚血発作《いっかせいのうきょけつほっさ》が起きることが知られています。脳の血管が詰まることで、手足のしびれ、めまい、ろれつがまわらない、一時的に片目が見えなくなるなどの症状があらわれます。一過性脳虚血発作は、いったん詰まったものが、溶けたり、細かく崩れて流れ去れば、血流は再開し、症状は消えます。

心臓の組織が壊死してしまう心筋梗塞でも、同じように前駆症状として狭心症があらわれます。血管が狭くなり、心筋に十分な血流・酸素が送り込めなくなると、胸の痛み、息切れのほか、背中、のど、左肩や腕などの痛みといった症状があらわれます。

いずれも放置してしまうと、重症化するリスクが高くなるので、できるだけ早く医療機関を受診しましょう。

脳梗塞と心筋梗塞の前兆

●脳梗塞《のうこうそく》の前兆

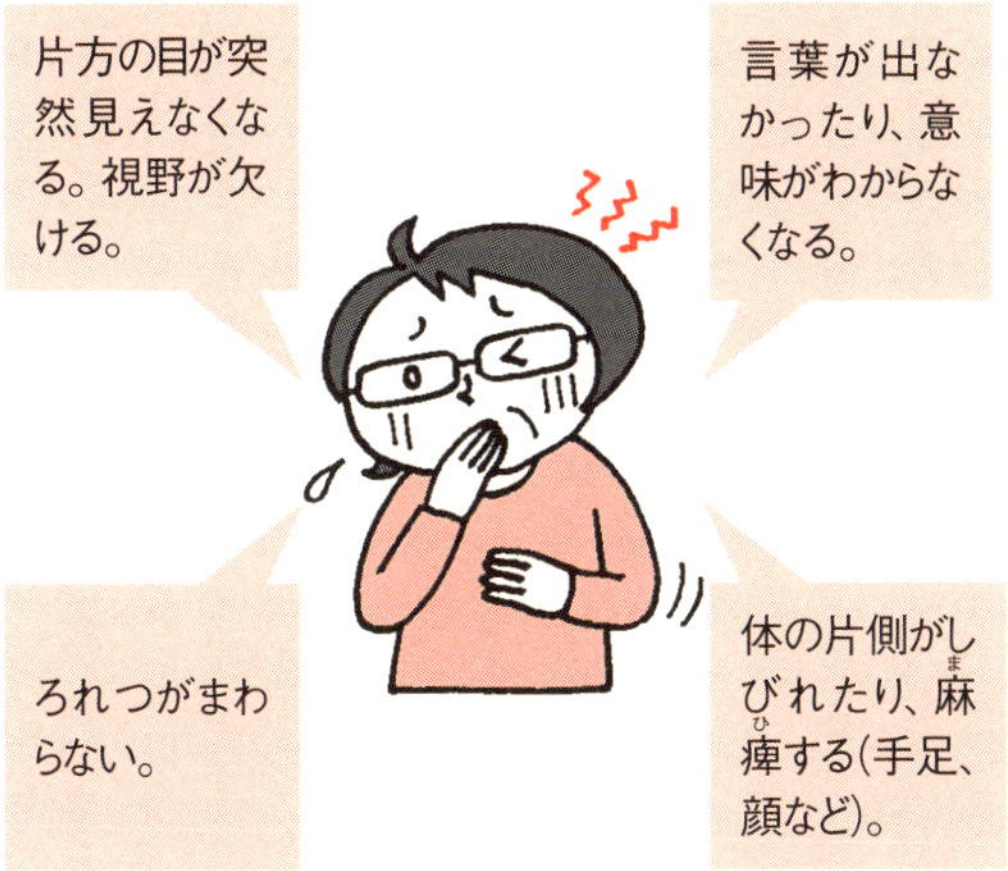
片方の目が突然見えなくなる。視野が欠ける。
言葉が出なかったり、意味がわからなくなる。
ろれつがまわらない。
体の片側がしびれたり、麻《ま》痺《ひ》する(手足、顔など)。

●心筋梗塞《しんきんこうそく》の前兆の痛みがあらわれる部位

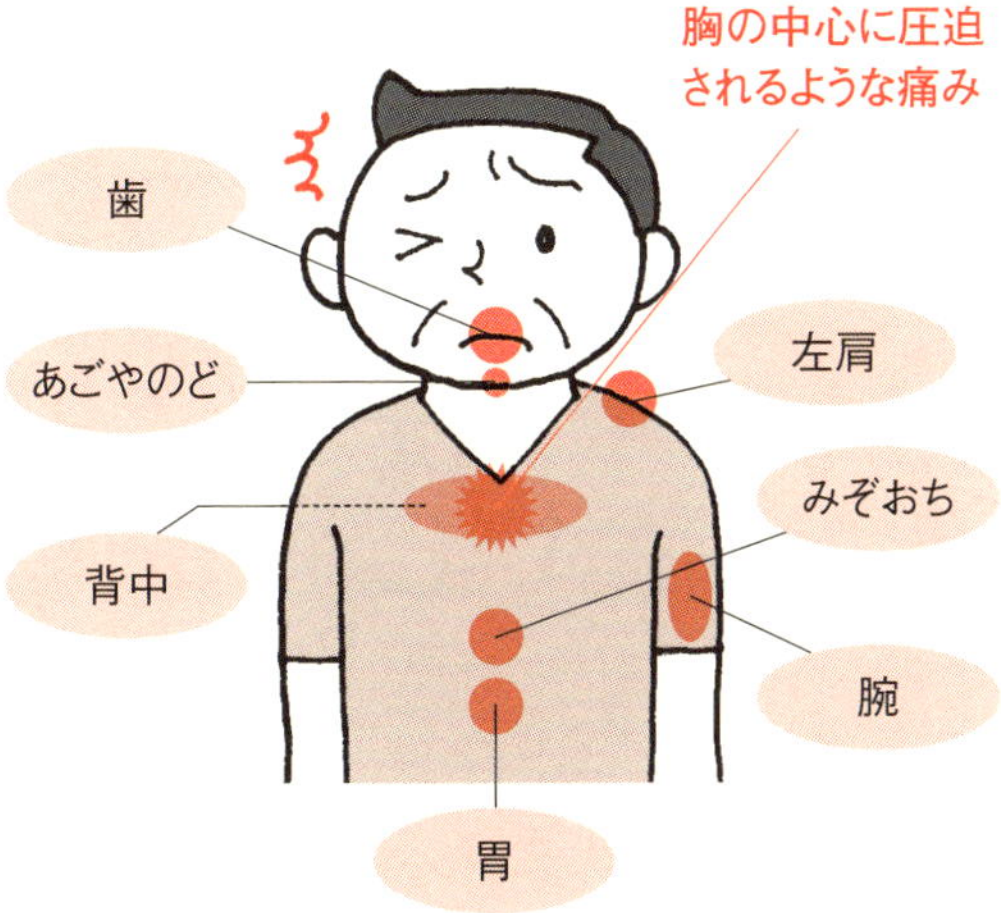

Q 足がつったときはどうすればいいの？

A ゆっくりふくらはぎの筋肉を伸ばします。

急にこむらがえりが起きたときは、筋肉をゆっくり伸ばすことで、痛みが少しずつ解消されます。まずは、自分のつま先をできるだけ体の方に引っぱって、アキレス腱を伸ばします。タオルでつま先を引っぱったり、壁に足の裏を押しつけて伸ばしてもいいでしょう。ストレッチで効果がない場合は、患部をマッサージしたり、温めたタオルや足浴などで温め、血行を促すのも効果的です。

頻繁にこむらがえりを起こす人は、枕元に常備薬を用意しておくと安心です（→106ページ参照）。再発予防のためには、水分補給につとめることも大切です。とにかく、あわてず、ゆっくり対処しましょう。

特に睡眠中に足がつると、眠気もあってあわてて筋肉を伸ばそうとしてしまいがちです。すると最悪の場合、筋線維《きんせんい》の断裂が生じ、翌日まで違和感が残る危険もあるので、「ゆっくり」を心がけましょう。

こむらがえりの対処法

つま先を身体側に引っぱり、アキレス腱を伸ばす。

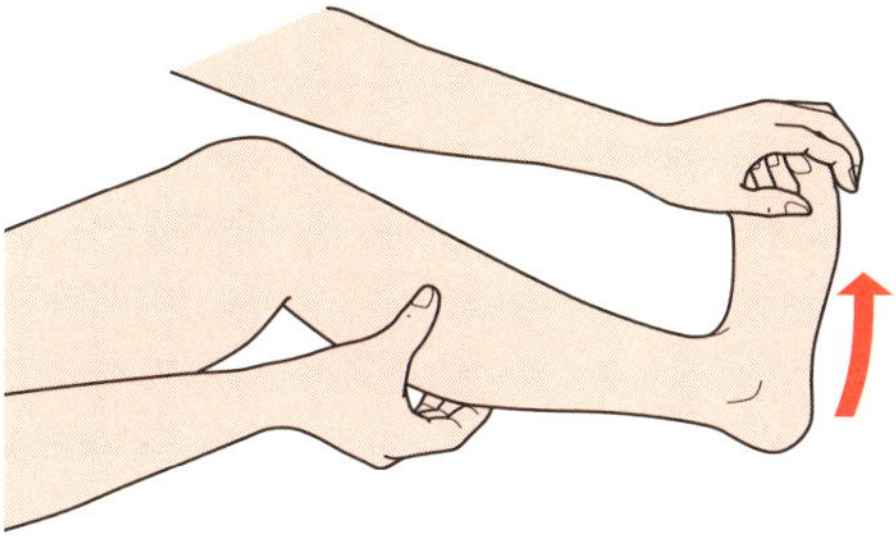

タオルでつま先を引っぱる。

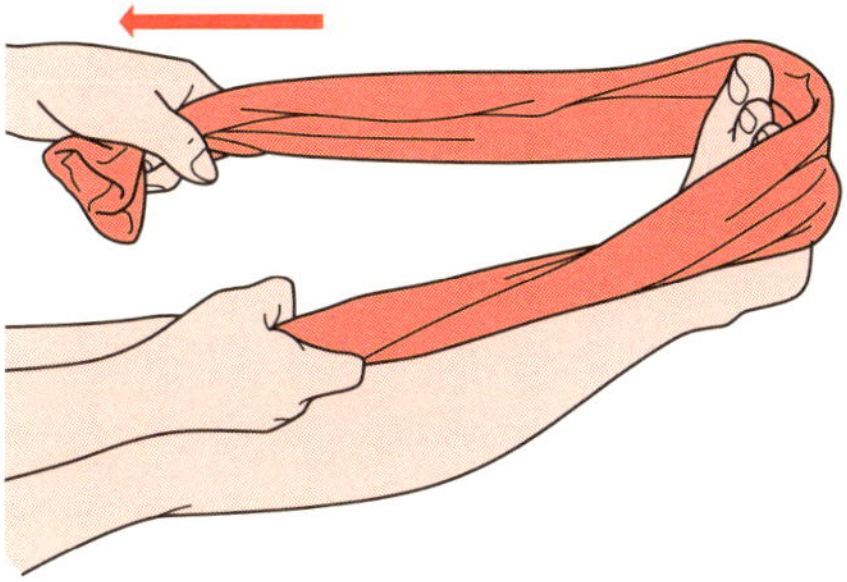

壁に足の裏を押しつけて伸ばす。

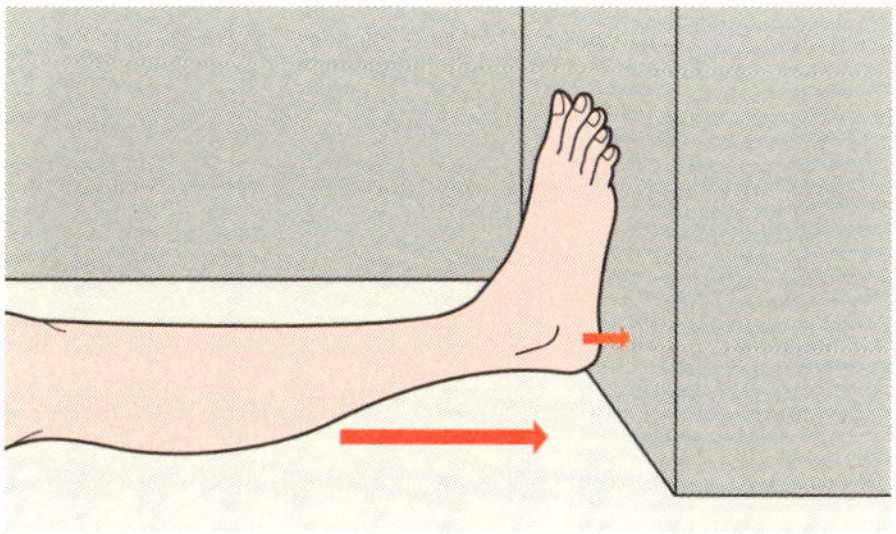

Q こむらがえりを予防するには?

A バランスのよい食生活と水分補給が大切。また、筋肉に疲れを残さないように。

腱紡錘《けんぼうすい》の働きを弱める要因として「冷え」「運動（筋肉の疲労）」「脱水」「ミネラル（マグネシウム・カルシウム・ナトリウム・カリウムなど）の不足」が考えられます。ふだんからミネラルバランスを意識し、食生活を整えることが大切です（↓76ページ参照）。特に、夏の暑い日やスポーツ時などは、発汗による脱水に注意し、水分補給を心がけましょう。

また、冬場はふくらはぎが冷えないよう、保温することが重要です。特に冷え症の人は長い靴下をはくなど、夏場もクーラー等で冷えないよう対策が必要です。そして、筋肉を疲労させない、もし疲労させてもその疲れを残さないように、激しい運動を行った日や長時間歩いた日には、ストレッチやマッサージで足の筋肉の疲れをほぐしましょう。温浴や足浴も効果的です。

こむらがえりの予防法

ふくらはぎのストレッチ

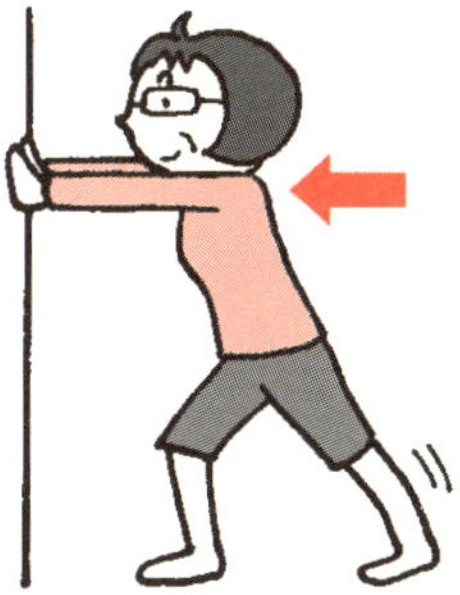

股《こ》関節《かんせつ》と太もも前面のストレッチ

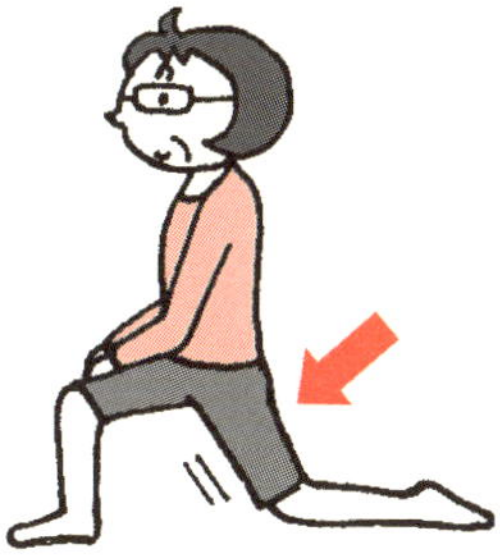

太もも裏のストレッチ

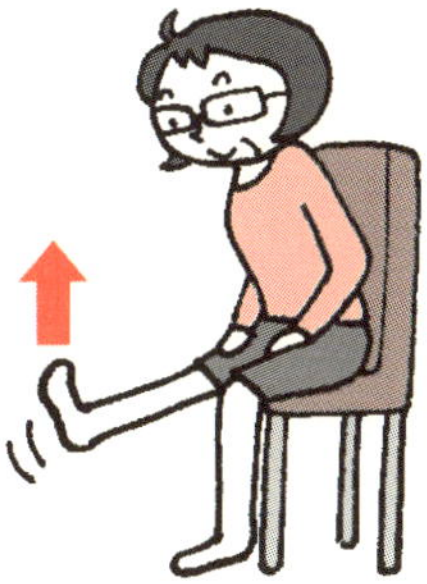

足首のストレッチ（つま先あげ、かかとあげ）

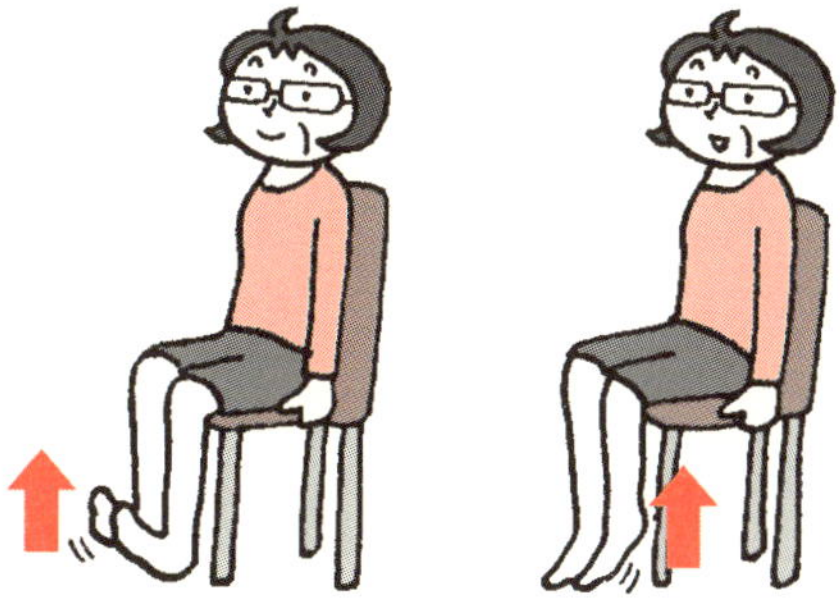

ふくらはぎのマッサージ

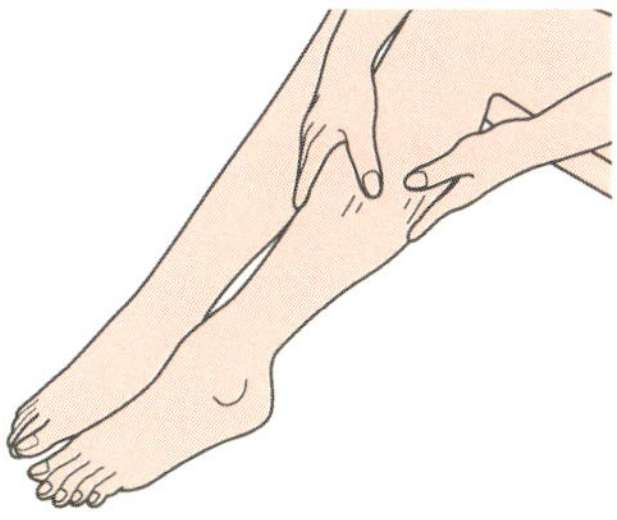

筋肉をやさしく
もみほぐす。

Coffee Break
コーヒーブレイク

「火事場の馬鹿力とシャウト効果」

火事が起きたときに燃え盛る火の中から女性が重たいタンスを運び出したり、ほとんど寝たきりだった人が自力で逃げたり……。人が「緊急事態」といわれる状況に置かれたとき、普段では到底考えられないようなパワーを発揮することを「火事場の馬鹿力」といいます。実はこの「火事場の馬鹿力」にも、腱紡錘《けんぼうすい》がかかわっています。

私たちの骨格筋には力を調節するセンサーがあります。これにより、筋肉を強く伸ばしすぎて、筋肉や関節、骨が損傷するのを防いでいます。このセンサーを筋紡錘《きんぼうすい》といいます。同様に腱紡錘は、筋肉に過度に負荷がかからないようにその収縮を調節する役割を担ってます。筋紡錘も腱紡錘も脊髄《せきずい》を介して脳からコントロールを受けています。「火事場の馬鹿力」や、スポーツの砲丸《ほうがん》投げや槍《やり》投げ、テニスで瞬間的に打ったりするときに大きな声を出す「シャウト効果」時に、この脳からのコントロールを外す「リミッターオフ」効果を使っています。

たとえば抗重力筋《こうじゅうりょくきん》（人間は重力に対して立つ方向に働く筋力の方が強い）である下腿三頭筋《かたいさんとうきん》の筋紡錘が過緊張で過度に収縮するのは脳梗塞などでみられます。内反尖足《ないはんせんそく》（足先が足底の方へ曲がってしまう状態）となり、歩行に難渋します。

筋ストレッチで筋肉を伸ばす際に少し収縮する動作を途中で加えると効果的にストレッチができるのも筋紡錘、腱紡錘をうまくコントロールしていることになります。

第2章

放置するとこわい！
こむらがえりにかかわる病気

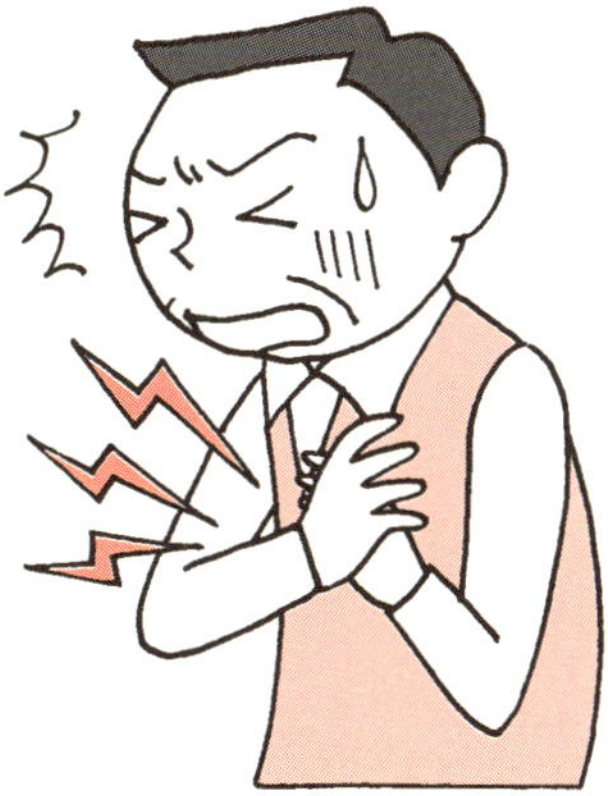

こむらがえりなどのつる症状自体は珍しくありませんが、
ときには脊髄や血管の病気の症状のひとつとして
起こることもあるので注意が必要です。
なかには命にかかわる危険な病気に
つながるケースもあります。
こむらがえりにかかわる病気には
どんなものがあるのか知っておきましょう。

こむらがえりにかかわる病気

❶ 糖尿病《とうにょうびょう》

糖尿病は血糖値《けっとうち》が上がることで、さまざまな臓器に障害が出る、とても危険な病気です。糖尿病が進行すると、つる症状が頻繁にみられることがあります。

どんな病気？

血糖値《けっとうち》が上がり、さまざまな合併症《がっぺいしょう》を起こす病気です

消化された食べ物や飲み物は、胃や腸でブドウ糖に変わります。ブドウ糖は血液により細胞に運ばれます。血糖値というのは、血液中にブドウ糖がどのくらいあるかを示す値で、通常は食事をしたあとに上昇します。

血液中のブドウ糖を細胞に送り込むことをサポートしているのが膵臓《すいぞう》から分泌《ぶんぴつ》されるインスリンというホルモンです。インスリンはブドウ糖を細胞内に運び、エネルギーに変えたり、蓄えたりする役割を担っています。インスリンが働くことで、ブドウ糖は脳や筋肉・臓器を動かすエネルギー源として使われるため、血糖値が下がるのです。

何らかの原因により、インスリンの分泌が低下したり、分泌されてもうまく働かなかったりすると、ブドウ糖が細胞に取り込まれなくなり、高血糖《こうけっとう》状態が続きます。一方、筋肉や内臓にもエネルギーが運ばれず、さまざまな合併症が起こります。

血糖値が高くても、初期のころは自覚症状があらわれないことが多いため、放置されやすく、知らない間に合併症が進行してしまう危険があります。

インスリンの流れ

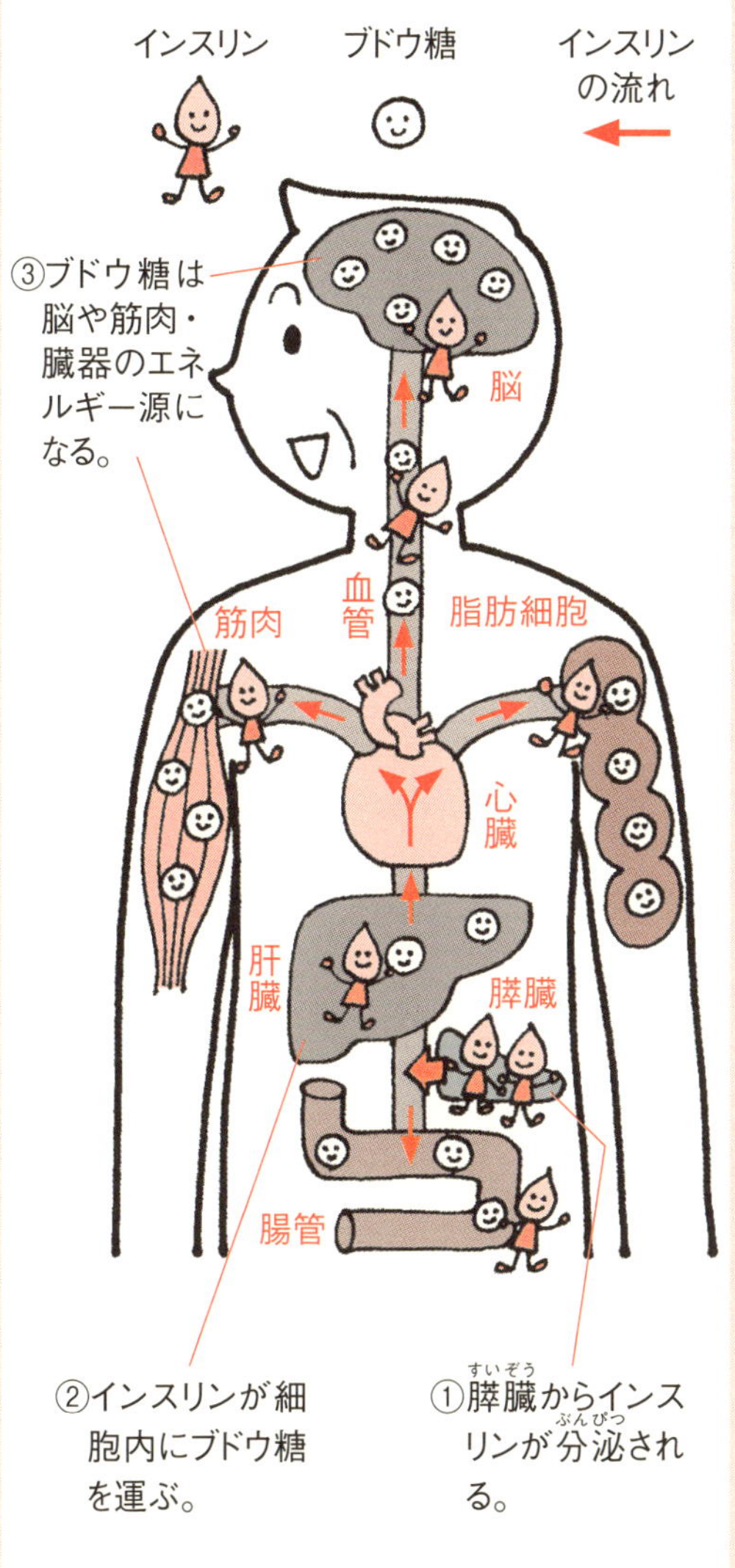
インスリン
ブドウ糖
インスリンの流れ
③ブドウ糖は脳や筋肉・臓器のエネルギー源になる。
脳
血管
筋肉
脂肪細胞
心臓
肝臓
膵臓
腸管
②インスリンが細胞内にブドウ糖を運ぶ。
①膵臓《すいぞう》からインスリンが分泌《ぶんぴつ》される。

糖尿病の原因は?

遺伝的要因のほか、生活習慣も原因になります

糖尿病《とうにょうびょう》は、インスリンの分泌が不足するI型糖尿病と、インスリンの働きが低下するⅡ型糖尿病に分けられます。日本人の糖尿病患者の95%以上はⅡ型糖尿病です。Ⅱ型糖尿病の原因には、遺伝的要因もありますが、食べ過ぎや運動不足、ストレスなどの生活習慣や肥満などが関係しているといわれています。

どんな症状があるの?

進行すると、全身にさまざまな症状があらわれます

糖尿病の初期のころは、自覚症状がない場合がほとんどです。

進行すると全身の血管や臓器に影響が及ぶので、さまざまな合併症があらわれます。なかでも多い、神経障害《しんけいしょうがい》・網膜症《もうまくしょう》・腎症《じんしょう》を糖尿病の三大合併症といいます。血糖コントロールをしないまま放置していると、糖尿病発症時から5~15年で合併症があらわれます。

◉神経障害

合併症のなかでもっとも早くあらわれます。症状としては、手足のしびれ、感覚の麻痺《まひ》、筋肉の萎縮《いしゅく》、筋力の低下、立ちくらみ、勃起《ぼっき》障害などが代表的です。つる症状も神経障害のひとつです。糖尿病になると末梢神経《まっしょうしんけい》への血液循環が悪くなり、筋肉などに十分な血液が送られなくなり、こむらがえりが起きやすくなるのではないかと考えられています。神経障害が進行すると、ちょっとしたケガから壊疽《えそ》を起こし、足を切断しなければならないこともあります

◉網膜症

血糖値が高いことによって、網膜（眼球の後ろにある光を感じる部分）に栄養を送っている細い血管の流れが悪くなり、視力が低下します。最悪の場合は、失明する危険も考えられます。また、白内障《はくないしょう》になる人も多いといわれています。

◉腎症

腎臓の毛細血管に障害が起き、老廃物を含む血液を濾過《ろか》できなくなります。症状が進むと、定期的に人工透析《じんこうとうせき》（血液を体外に取り出し、老廃物などを浄化して体内に戻す）を受けなければならなくなります。腎症により、つる症状が起きることもあります。

糖尿病は、動脈硬化《どうみゃくこうか》（血管がもろく硬くなること）を進めます。そのため、動脈硬化によっておこる心筋《しんきん》梗塞《こうそく》、脳梗塞《のうこうそく》など命にかかわる病気のリスクも高くなるので、注意が必要です。

たとえ症状が軽くても、放置しておくと糖尿病は確実に進行します。血糖値が高い人は、早めに専門医を受診しましょう。神経障害などの症状があらわれている場合は、特に急いで受診してください。

糖尿病の合併症

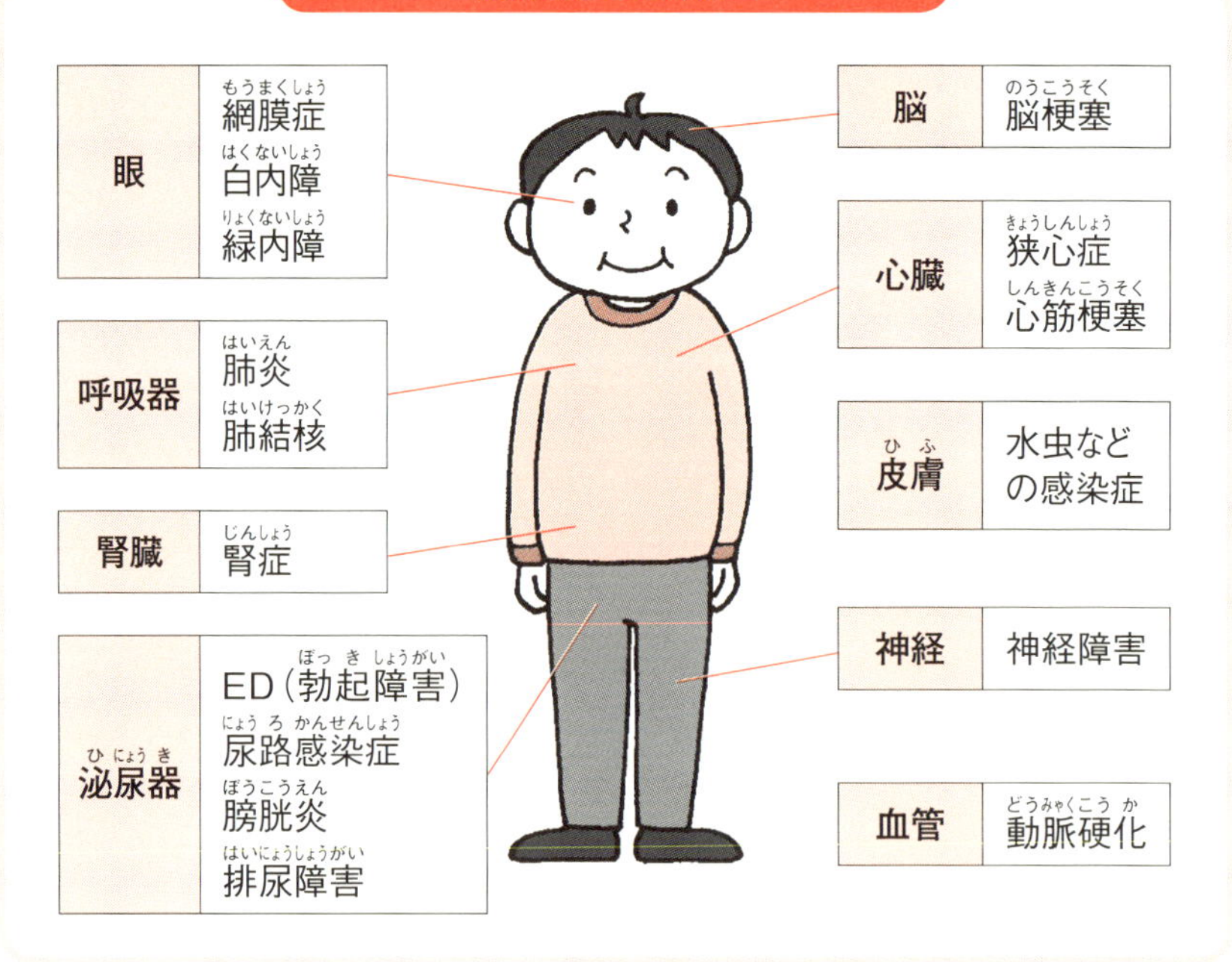

診断と治療方法は？

食事や運動、薬により血糖値をコントロールします

血液検査・尿検査により血糖値を確認することで、糖尿病を診断します。一般の内科でも検査ができますが、糖尿病の疑いが強いのであれば、内分泌代謝内科《ないぶんぴつたいしゃないか》や糖尿病・生活習慣病の専門医を訪ねましょう。

糖尿病の治療で最も重要なことは、血糖値を適切にコントロールすることによって、合併症を予防することです。

特に、日本人に多いⅡ型糖尿病には、食事や運動などの生活習慣が深く関係しています。ですから、糖尿病の治療の基本は食事療法と運動療法であり、この2つを着実に続けていくことで、血糖値をコントロールすることが可能です。

食事療法と運動療法で血糖値が改善しないときや、血糖値が非常に高く、急いで下げる必要がある場合などに、インスリン注射や内服薬などの薬物療法が行われます。Ⅰ型糖尿病にはインスリン製剤、Ⅱ型糖尿病にはビグアナイド薬やスルホニル尿素薬などの血糖値を下げる薬剤が使われます。

こむらがえりにかかわる病気

❷

腰椎椎間板《ようついついかんばん》ヘルニア

背骨の椎間板という組織の中の髄核《ずいかく》が飛び出し、近くを通る神経を圧迫することで痛みやしびれを引き起こします。神経が圧迫されると、こむらがえりも起こりやすくなると考えられています。

どんな病気？

背骨の神経が圧迫され、痛みなどの症状が起きます

椎間板《ついかんばん》は、背骨と背骨の間にあり、衝撃を吸収するクッションの役割をしている組織です。椎間板に亀裂が入って内部にある髄核《ずいかく》という組織が飛び出し、神経を圧迫している状態を椎間板ヘルニアといいます。

椎間板ヘルニアは首（頸椎《けいつい》）にも起こりますが、腰（腰椎《ようつい》）に強い痛みが生じる腰椎椎間板ヘルニアがもっとも知られています。働き盛りの20～30代の男性に多いといわれていますが、40～50代の人や女性、高齢者にもみられます。

腰椎椎間板ヘルニアの原因は？

加齢による椎間板の変化が主な原因です

椎間板の内部にある髄核はゲル状の組織ですが、その水分量は20歳をすぎると年齢とともに減少して粘り強さがなくなります。さらに椎間板の線維輪《せんいりん》という組織に亀裂が生じ、何らかのきっかけにより髄核が押し出されてしまうのです。

腰椎椎間板ヘルニアは、腰を酷使する仕事についている人、激しいスポーツをする人にも発症しやすい病気です。

また、長年の無理な姿勢や、長時

正常な椎間板とヘルニア

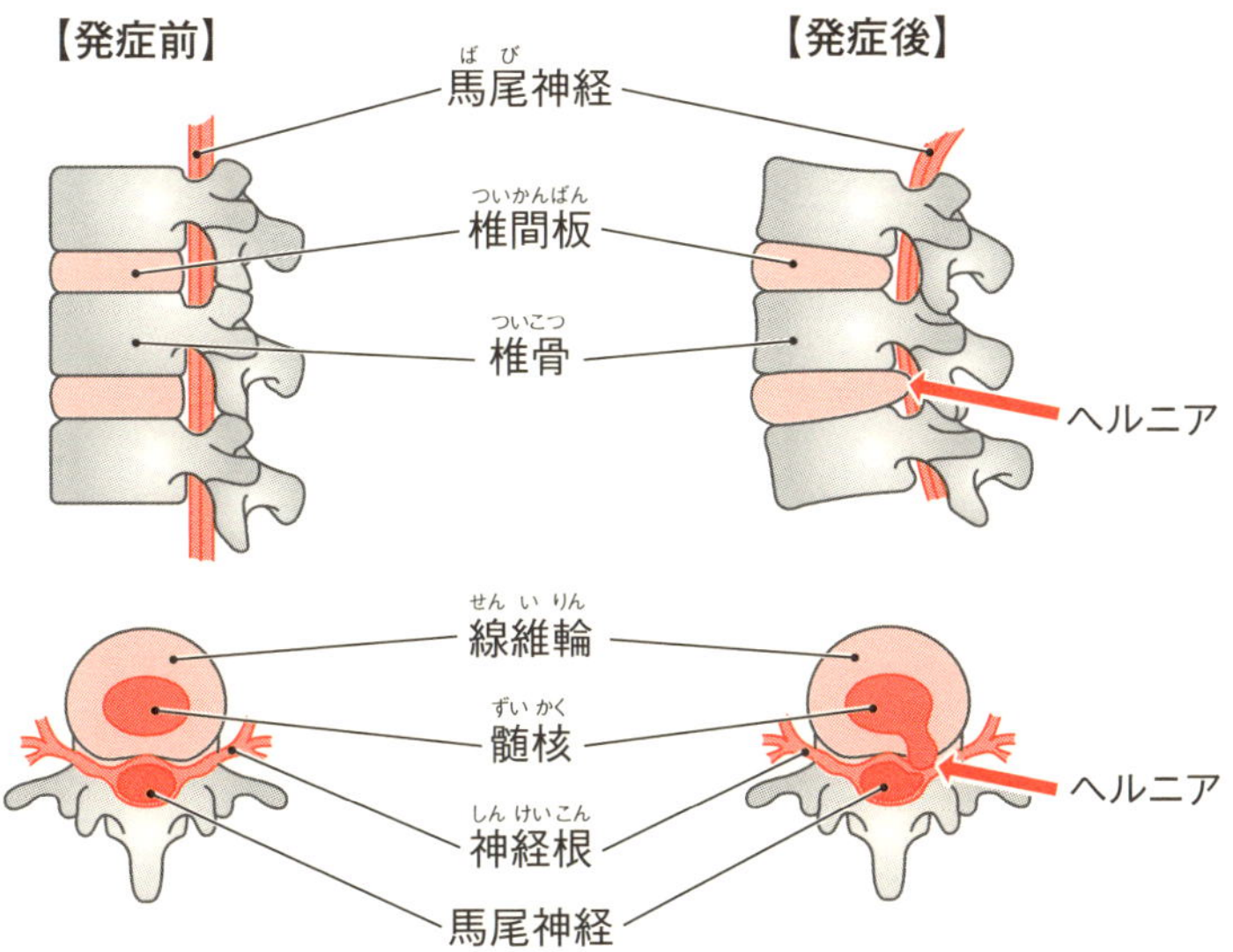

間の座り仕事なども腰に負担をかけ、椎間板を圧迫してしまいます。さらに、重いものを持ち上げる、引っ張る、体をひねるなどの動作のほか、くしゃみや咳なども、髄核が飛び出すきっかけになることもあります。

いわゆる「ぎっくり腰」は腰椎椎間板ヘルニアの前兆かもしれません。また、喫煙でヘルニアが起こりやすくなることも知られています。

原因となる動作

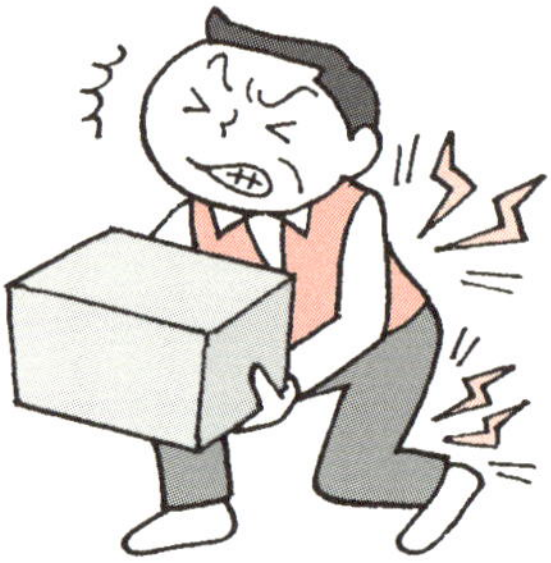

重いものを持ち上げる

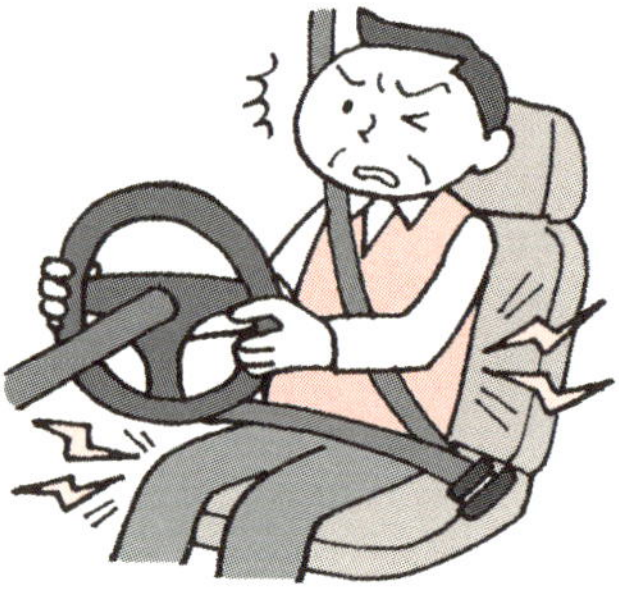

長時間の運転

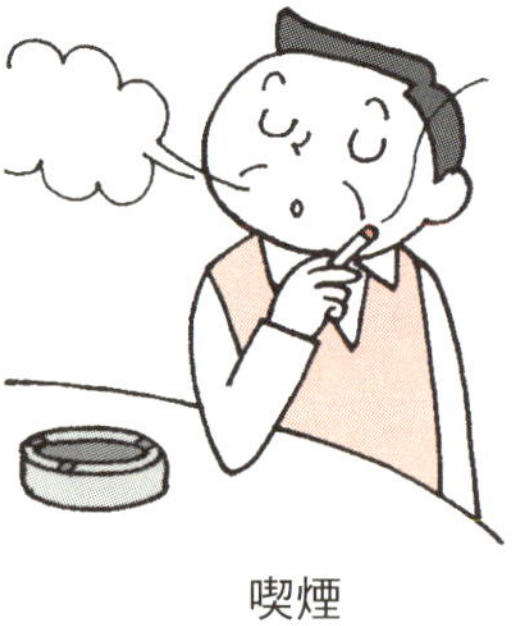

喫煙

どんな症状があるの？

腰痛や、太ももから足の痛みやしびれに注意！

一般的には、最初に腰痛があらわれ、そのあと片側の太ももから足にかけて、電気の走るような痛みやしびれが加わってきます（下肢放散痛《かしほうさんつう》）。咳やくしゃみをすることで痛みがひどくなることが特徴です。痛みが強いと、痛みを抑えようとする防御反応で背骨が横にゆがんでしまいます（疼痛性側弯《とうつうせいそくわん》）。症状が進行すると下肢の力が入りにくくなり、うまく歩けない、つまずきやすくなるなどの運動障害が起こります。ヘルニアによる神経の圧迫が強くなると、排尿や排便の障害を生じることもあります。

腰椎椎間板ヘルニアの症状

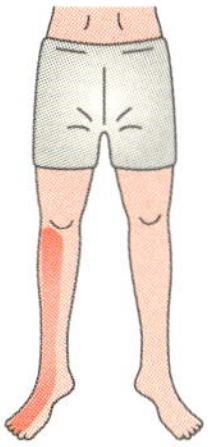

しびれがよく起こる部位

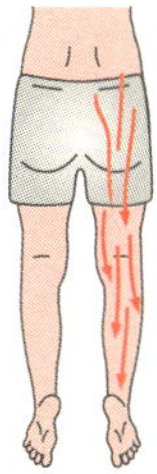

下肢放散痛《かしほうさんつう》

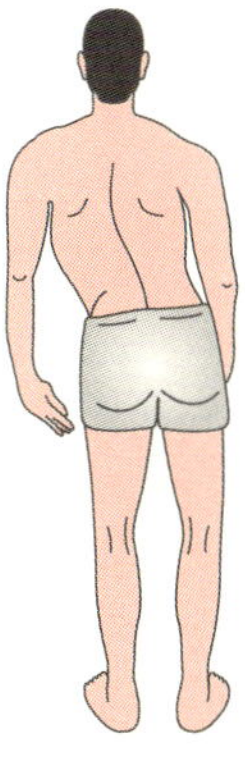

疼痛性側弯《とうつうせいそくわん》

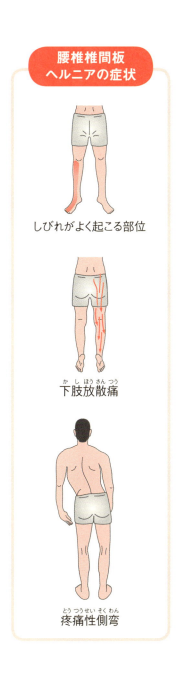

どうやって診断するの？

神経症状を確認し、レントゲンなどで診断します

いろいろな原因があり、また状態により治療法が異なるため、正確な診断が重要です。膝を伸ばしたまま足を挙げて神経痛があらわれるかどうかを確認する下肢《かし》伸展《しんてん》挙上《きょじょう》試験《しけん》や、親指の力の検査、下肢の感覚検査などで診断します。そのほか、必要に応じて骨シンチグラフィー、筋電図検査、血液・尿検査などを行い、さらにX線（レントゲン）やMRIなどで椎間板の状態を調べます。

下肢伸展挙上試験と親指の力の検査

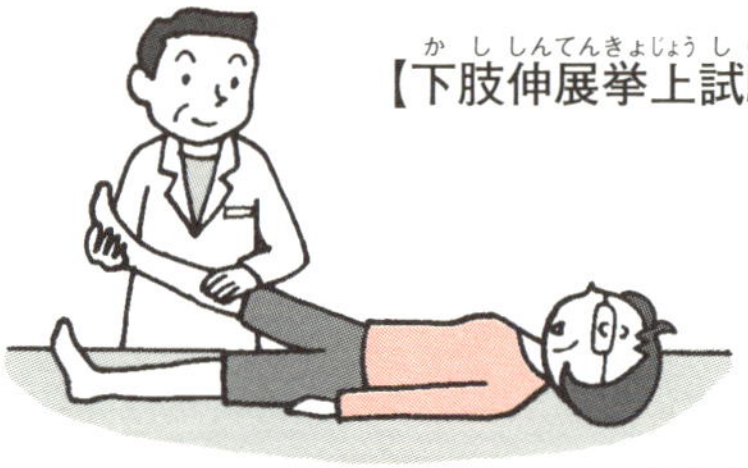

【下肢《かし》伸展《しんてん》挙上《きょじょう》試験《しけん》】

膝を伸ばしたまま下肢を挙上すると、下位腰《かいよう》椎椎間板《ついついかんばん》ヘルニアがある場合、下肢の挙上で痛みを訴えることが多い。上位《じょうい》腰椎の場合、大腿《だいたい》を伸展すると同じ症状が出る。

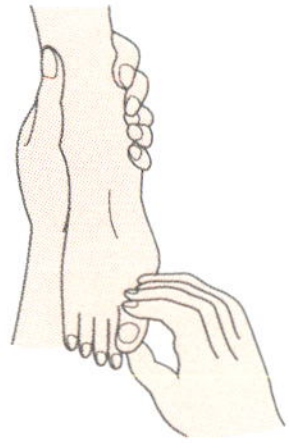

【親指の力の検査】

足の親指を反らせたり、他の足指を動かす力がどのくらいあるかを調べる。

どんな治療法があるの？

コルセット、運動療法などで症状を改善します

大きめのヘルニアでも3～6か月で体内に吸収され、時間が経てば自然に治る症例があります。そのため、保存療法が基本となります。痛みが強い時期には、コルセットなどを装着し、安静を心がけます。症状によっては、腰を温める、骨盤牽引《こつばんけんいん》などの理学療法も行われます。

保存療法

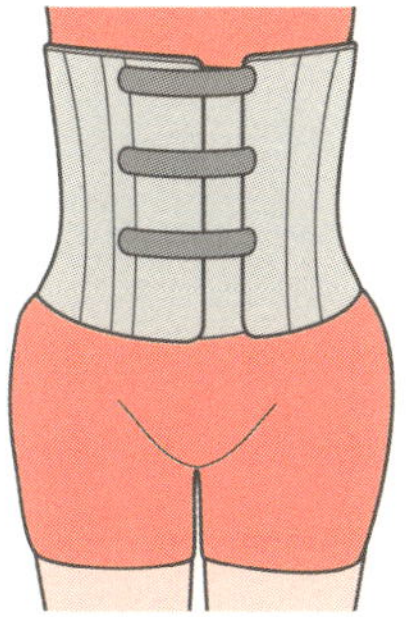

腰椎用軟性《ようついようなんせい》コルセット

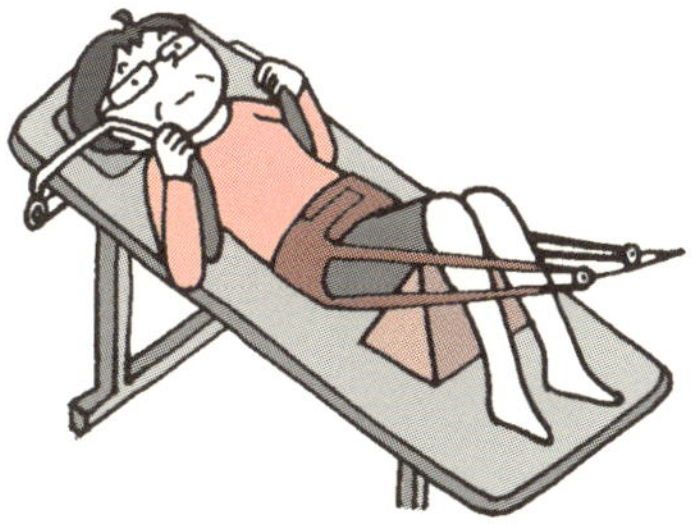

骨盤牽引《こつばんけんいん》

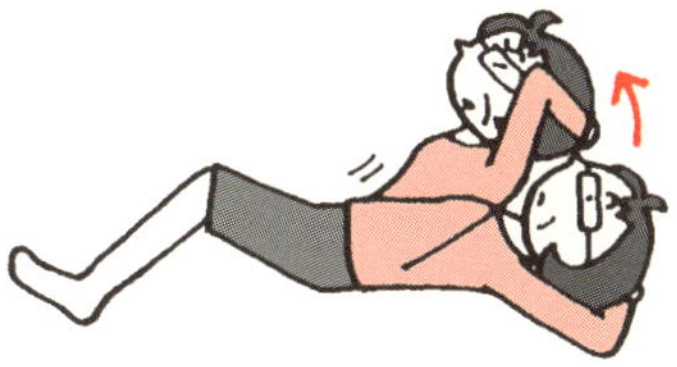

運動療法
（腹筋の訓練）

また、消炎鎮痛剤《しょうえんちんつうざい》の内服や坐薬《ざやく》、神経ブロック（↓136ページ参照）などの薬物療法により、痛みをコントロールします。

痛みが改善されたら、リハビリを始めます。まずは腰に負担をかけない軽い運動やストレッチから始め、プールで歩行するなど徐々に身体をなじませていき、それから腰痛体操（↓56ページ参照）などのリハビリプログラムを行うといいでしょう。正しい姿勢を心がけつつ、腹筋や背筋を鍛えることが重要です。

特に高齢者の場合は痛みや運動障害により、寝たきりになってしまうリスクがあるので、少しでも体を動かす習慣を保ち、できるだけ早期からリハビリを行います。

●日常生活に支障がある場合は、手術を検討

治療を6週間行っても症状が改善されず、我慢できない強い痛みのために日常生活が著しく制限されたり、尿意がわからなくなって失禁したり、肛門がしびれて締りがなくなるなど、重い症状がみられる場合、神経を圧迫しているヘルニアを切除する手術が行われます。手術に至るほど重篤な患者さんは、100人に1人ぐらいだと考えられています。

最近では、内視鏡下椎間板摘出術《ないしきょうかついかんばんてきしゅつじゅつ》（MED：メド）や経皮的《けいひてき》内視鏡下椎間板摘出術（PED：ペド）など、内視鏡を用いた負担の少ない手術法が行われるようになりました。特にPEDは

6〜8ミリの傷で日帰り手術が可能となり、超早期の社会復帰ができる、期待される手術法です。

自然治癒力を最大限に生かす体に負担の少ないこれらの治療は、今後ますます普及していく可能性があります。

代表的な手術方法の比較

	ラブ法	MED	PED
①傷口	5〜6cm	16〜18mm	約6〜8mm（傷面積はMEDの1/4程度）、バンドエイド程度の傷で可能
②麻酔	全身麻酔	全身麻酔	局所麻酔
③出血	少量	わずか	ほとんどなし
④手術時間	50分程度	60分〜90分程度	60分〜90分程度
⑤切除範囲	筋・椎弓・黄色靭帯を大きく切除	筋・椎弓・黄色靭帯を切除	ヘルニア以外ほとんど切除なし
⑥入院期間	1〜3週間	1〜2週間	日帰りか1日
⑦術後安静	2日程度のベッド上での安静	翌日に起立開始	2時間後には歩行可能
⑧術後の痛み	あり	少ない	ほとんどなし

こむらがえりにかかわる病気

3

腰部脊柱管狭窄症《ようぶせきちゅうかんきょうさくしょう》

加齢などにより、背骨にある脊柱管が狭くなってしまい、神経を圧迫することで痛みが生じます。腰椎椎間板《ようついついかんばん》ヘルニアに比べ、中高年に発症することが多い病気です。

どんな病気？

脊柱管《せきちゅうかん》が狭くなることで、神経が圧迫される病気です

脊柱管は脊髄《せきずい》の神経が通る管で、椎間板《ついかんばん》、椎骨《ついこつ》（椎体《ついたい》・椎弓《ついきゅう》）、黄色靭帯《おうしょくじんたい》などで囲まれています。年をとると椎間板の膨張・変形や、黄色靭帯が厚くなることなどにより、徐々に脊柱管が狭くなり（これを「狭窄《きょうさく》」といいます）、それによって神経が圧迫を受け、痛みやしびれなどの症状があらわれます。

症状には個人差があります。強い腰痛や下肢《かし》の片側に下肢痛の症状が続く腰椎椎間板《ようついついかんばん》ヘルニアと違って、腰部脊柱管狭窄症《ようぶせきちゅうかんきょうさくしょう》では腰痛はあまり強くない人が多く、立位や歩行後しばらくして症状が出たり、悪化したりします（→22・24・26ページ参照）。

腰の違和感が強くなり、足のしびれなどの症状が続くようなら、一度整形外科を受診しましょう。放置すると症状が進行してしまいます。

腰部脊柱管狭窄症

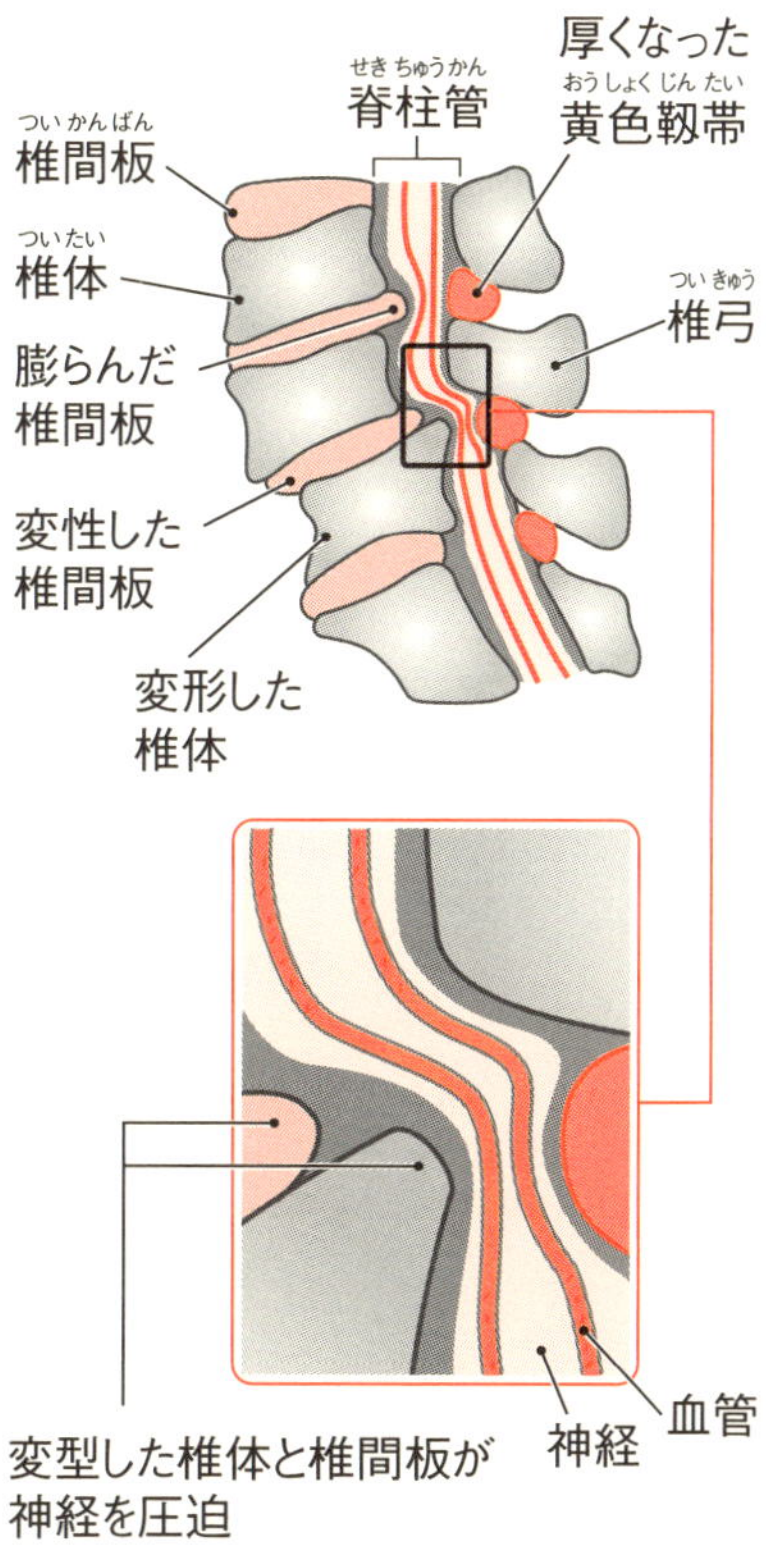

どんな症状があるの？

腰痛や足のしびれのほか、間欠跛行《かんけつはこう》が主な症状です

神経が圧迫されることで、腰の周りが重い、違和感・張り感、足に力が入らない、しびれや痛み、こむらがえりなどの症状があらわれます。進行すると、下肢の力が落ちる、肛門周囲のほてり、尿の出が悪くなる、逆に尿が漏れるなどの症状がみられることもあります。

もっとも特徴的な症状が、長い距離を続けて歩くことができなくなる「間欠跛行」です（➡24ページ参照）。背筋を伸ばして立ったり、しばらく歩くと、太ももや膝から下にしびれや痛みが出て歩きづらくなります。けれども、少し前かがみになったり、腰かけたりするとしびれや痛みは治まります。続けて歩ける距離は、300〜500メートルで、脊柱管狭窄のレベルによって違いますが、進行するに従って、連続して歩ける距離が短くなっていきます。

診断は？

症状を確認して、レントゲン・CTなどで診断します

まずは、問診と身体所見、神経反射や知覚異常の有無、筋力などを調べます。症状のあらわれる場所によって、どの神経が圧迫されているのか推測することができます。そのうえで、確認のために画像検査を行います。X線（レントゲン）のほか、より詳しく診断するためにはCT、MRIなどの検査が必要です。CTでは骨の状態、MRIでは椎間板や神経の状態を詳しくみることができます。

診断基準の4項目すべてに該当する場合に、腰部脊柱管狭窄症と診断されます。

腰部脊柱管狭窄症の画像検査

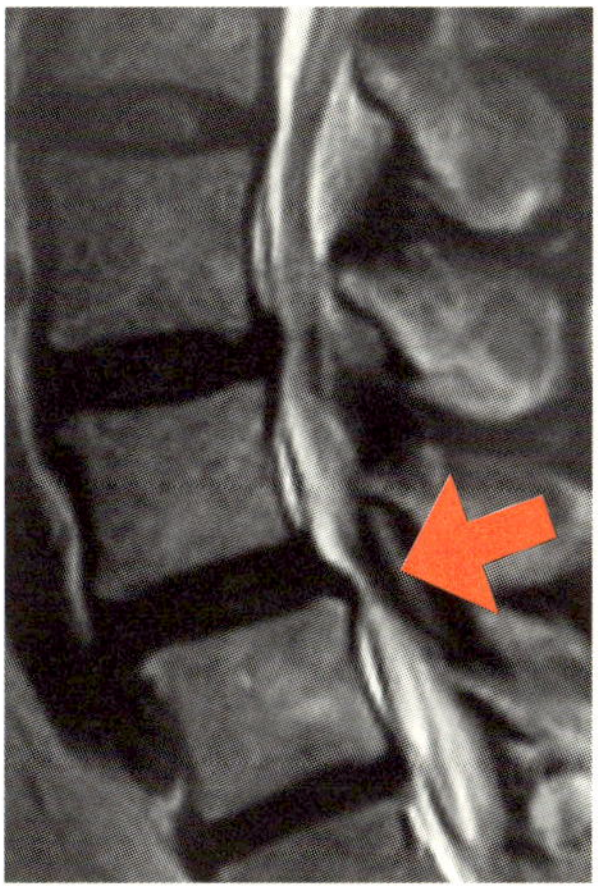

MRI（矢状面《しじょう》）

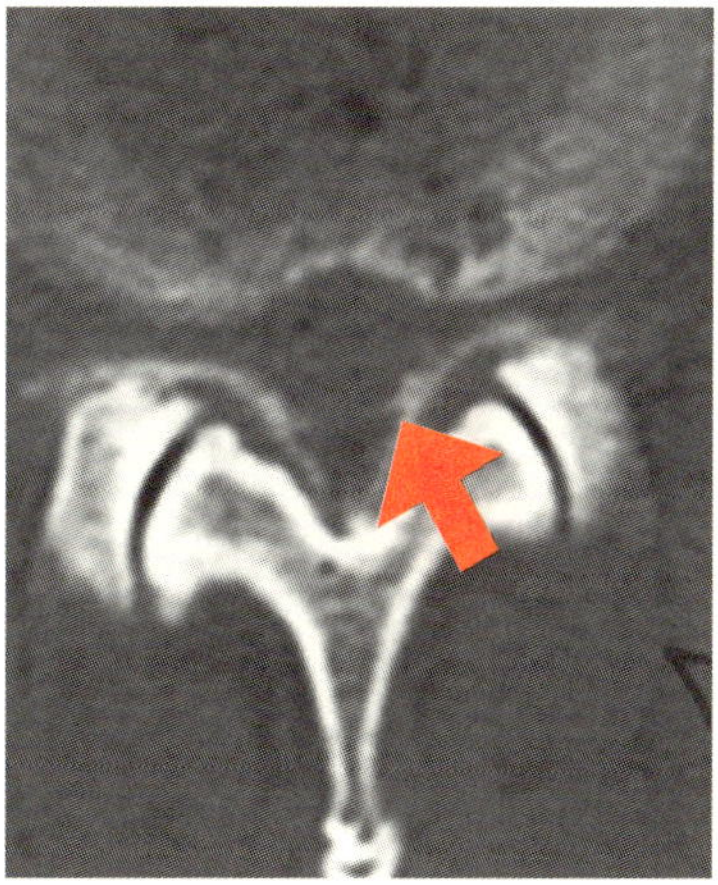

CT（横断面）

腰部脊柱管狭窄症の診断基準（案）

（以下の４項目をすべて満たすこと）

①臀部から下肢に疼痛や痺れがある。
②疼痛やしびれは立位で出現あるいは悪化し、前屈や座位で軽快する。
③歩行で増悪する単独の腰痛は除外する。
④MRIなどの画像検査で脊柱管や椎間孔の狭窄があり、臨床所見を説明できる。

出典：日本整形外科学会、日本脊椎脊髄学会監修『腰部脊柱管狭窄症診療ガイドライン2011』（南江堂、2011年）p.3より転載

治療は?

まずは薬やリハビリで症状の改善をはかります

ほとんどの場合は、薬物療法、リハビリテーションなどを行いながら様子をみる保存療法が選択されます。薬物療法では、一般的な鎮痛薬のほかに神経の血流を促進する血流改善薬が使われます。また、痛みが強い場合は神経ブロックが行われます。

牽引《けんいん》などの理学療法が行われることもありますが、日常生活においても、少し工夫することで、かなり症状を軽減できます。重いものを持ち上げたり、腰を曲げてひねったり、長時間同じ姿勢を続けるのは腰に負担をかけるので、できるだけ避けましょう。仕事で長時間座っていなければならない場合などは、定期的に休みをとり腰を伸ばすなど工夫します。また、まっすぐに立ったり背中を反らすと神経が圧迫されて症状が出やすいので、痛みが強いときには、なるべく前かがみで楽な姿勢をとりましょう。

歩くときには杖をついたり、シルバーカーを押して腰を少しかがめるように心がけます。立ち仕事のときは、片足を踏み台の上にのせると腰椎《ようつい》の前弯《ぜんわん》（前に凸型に曲がっている状態）がとれ、腰の神経の圧迫が軽くなります。また、自転車での移動は体がやや前傾となるため痛みが起こりにくく、よい運動にもなります。

日常生活での工夫

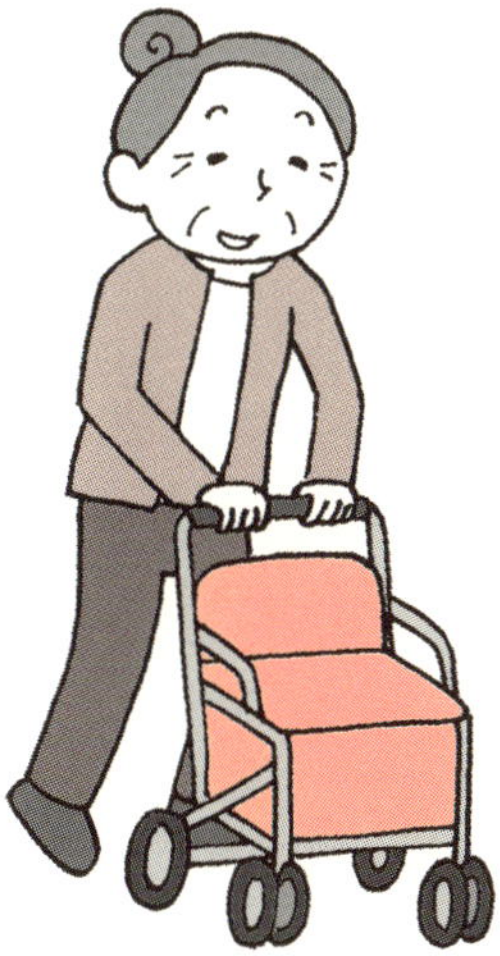

シルバーカーを押す

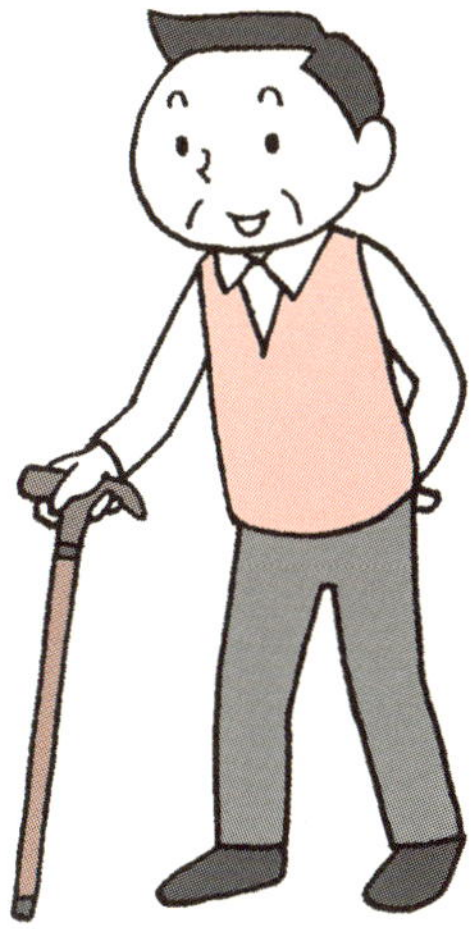

杖をつく

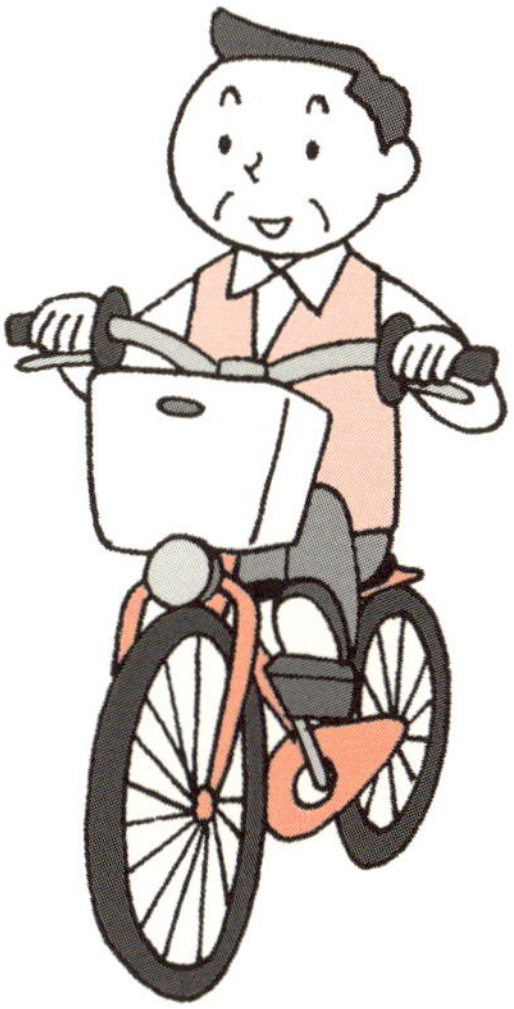

自転車をこぐ

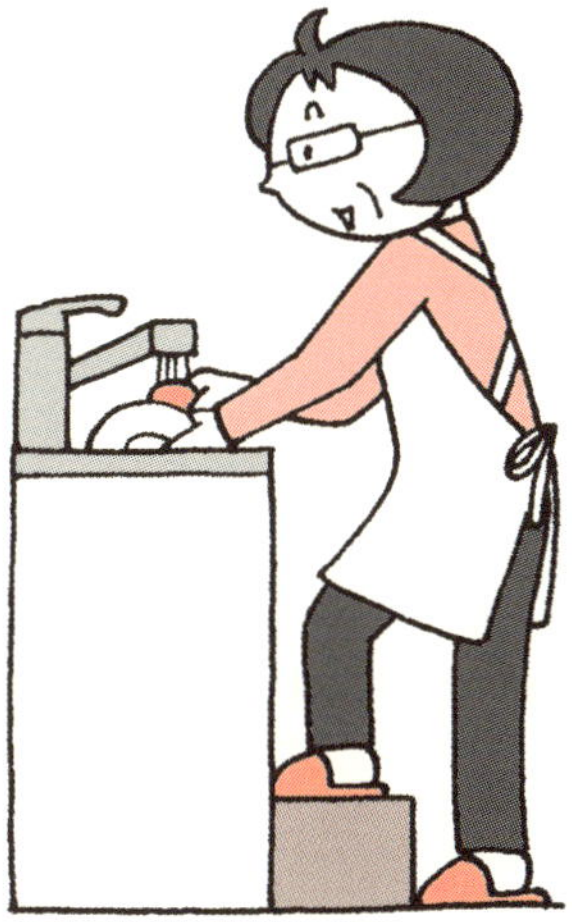

片足を踏み台の上にのせる

また、骨を支える腹筋や大殿筋《だいでんきん》（お尻の筋肉）などの筋肉を鍛える運動療法も、痛みの軽減に効果的です。

運動療法（腰痛体操）

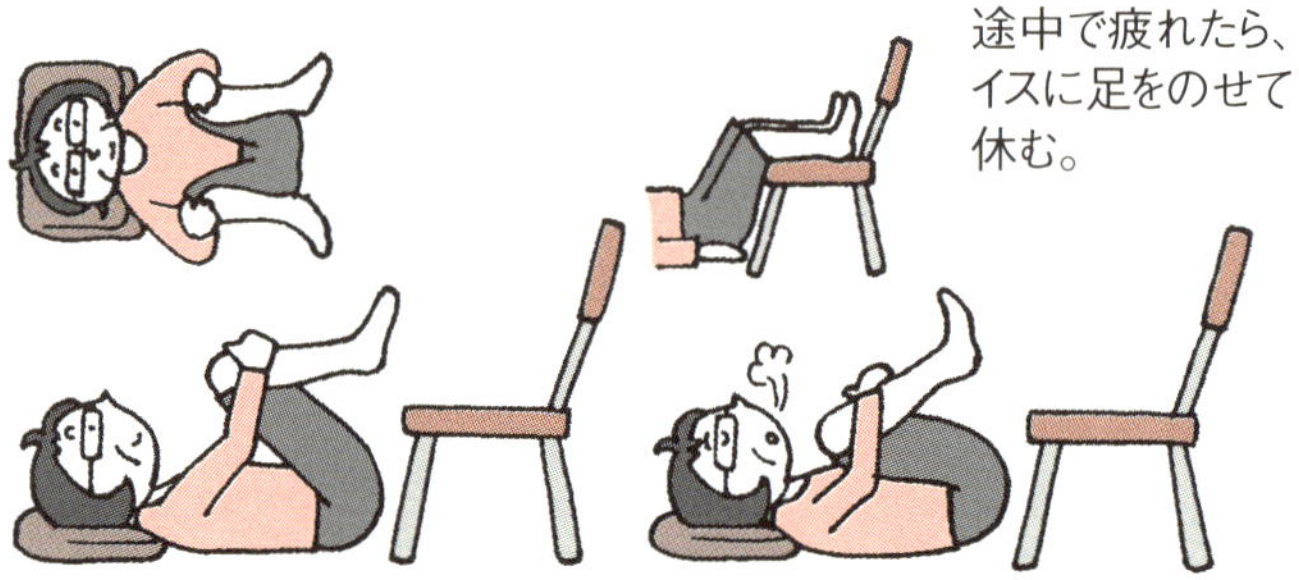
途中で疲れたら、
イスに足をのせて
休む。

仰向けで横になり、リラックスした状態で両手で膝を抱える。息を吐きながら両膝を胸に近づけて、その状態を約5秒間保つ。

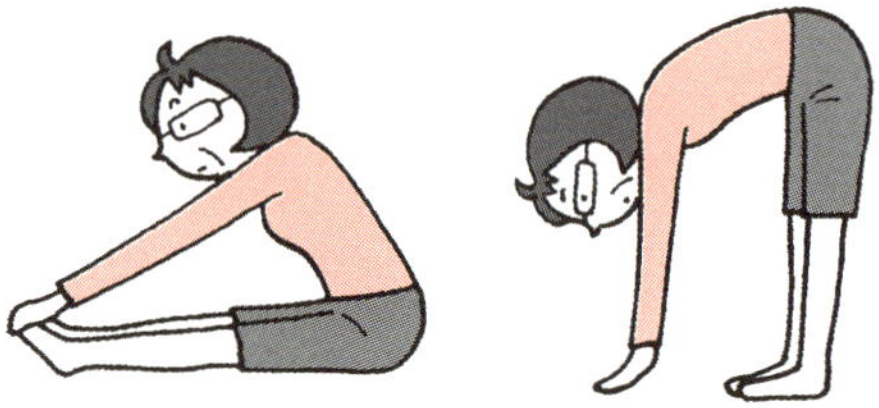

座った状態か、立った状態で、身体を前に曲げ背中を伸ばす。

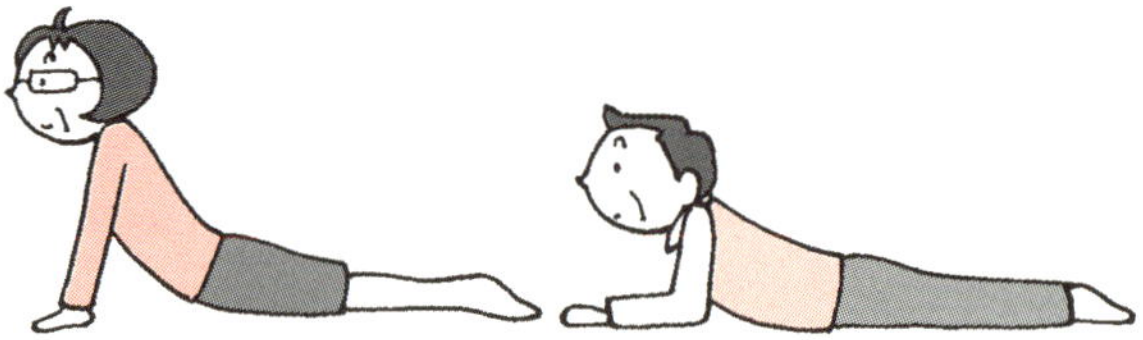

腹ばいの状態で腕の力で上体をゆっくり最大限に反り、姿勢を保持しながら腰の力を抜いて息を吐く。痛みがある人は、肘をついてもかまわない。

◉生活に支障がある場合は、手術も検討

症状が改善せず日常生活に支障がある場合には、手術も選択されます。手術の基本は、狭くなった脊柱管を広げ神経の圧迫をなくす神経除圧術《しんけいじょあつじゅつ》で、骨や肥厚した黄色靭帯《おうしょくじんたい》を削り取る椎弓切除術《ついきゅうせつじょじゅつ》が一般的です。しかし、骨をたくさん削ることで腰痛が残ってしまうなどの問題もあるため、骨を削る範囲を最小限にした椎弓形成術《ついきゅうけいせいじゅつ》が生まれました。最近では内視鏡を使った患者さんに負担が少ない手術「内視鏡下《ないしきょうか》椎弓切除術《ついきゅうせつじょじゅつ》（MEL：メル）」「経皮的《けいひてき》内視鏡下椎弓形成術《けいせいじゅつ》（PEL：ペル）」も行われるようになり、QOL（Quality of Life：生活の質）の改善（ゴルフがしたい、旅行に行きたいなど）を求めた手術例も増えています。特にPELは、単椎間《たんついかん》の狭窄の場合、日帰りや1日の入院で手術が可能となりました。

神経除圧術

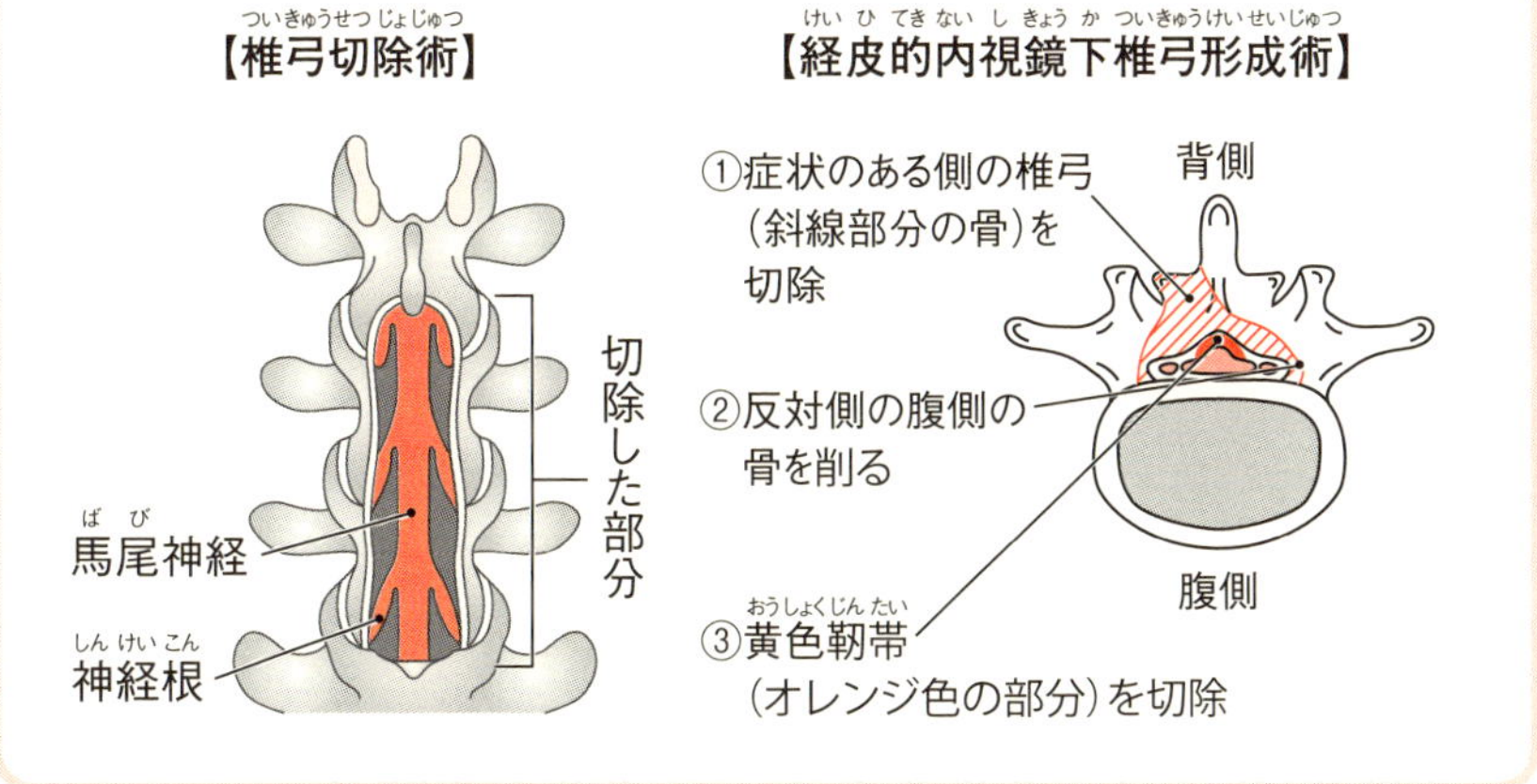

こむらがえりにかかわる病気
4
閉塞性動脈硬化症《へいそくせいどうみゃくこうかしょう》

閉塞性動脈硬化症は、足の血管の動脈硬化などにより血管が狭くなり、歩行が困難になる病気です。足のしびれや痛みなどの症状があらわれます。

どんな病気?

足の血管の動脈硬化《どうみゃくこうか》が進み、血流が保てなくなる病気です

加齢とともに動脈の弾力性は失われて硬くなり、動脈内にコレステロールなどの脂質（あぶら）がたまることで血管が狭くなり、動脈硬化を起こしやすくなります。この血管内にたまった脂質のかたまりを「プラーク」といいます。高血圧、脂質異常症（高脂血症）、肥満、糖尿病《とうにょうびょう》、喫煙などが危険因子となります。

閉塞性動脈硬化症《へいそくせいどうみゃくこうかしょう》は、足の血管の動脈硬化が進み、血管が細くなったり、つまったりして、十分な血流が保てなくなる病気です。それによって痛みをともなう歩行障害が起きるだけでなく、進行すると安静時にも強い痛みがあらわれるようになり、靴ずれなどがきっかけで足に潰《かい》

瘍《よう》ができ、ときには壊死《えし》に至ることもある恐ろしい病気です。重症化すると、足を切断しなければならない場合もあります。

さらに閉塞性動脈硬化症の人は、足だけでなく他の血管でも動脈硬化が進行している疑いがあり、脳梗塞《のうこうそく》や心筋梗塞《しんきんこうそく》になるリスクが高いのです。

閉塞性動脈硬化症による足の痛みやこむらがえりには、適度な圧迫感のある圧迫用ハイソックスや弾性ストッキングが効果的な場合があります（↓98ページ参照）。

閉塞性動脈硬化症

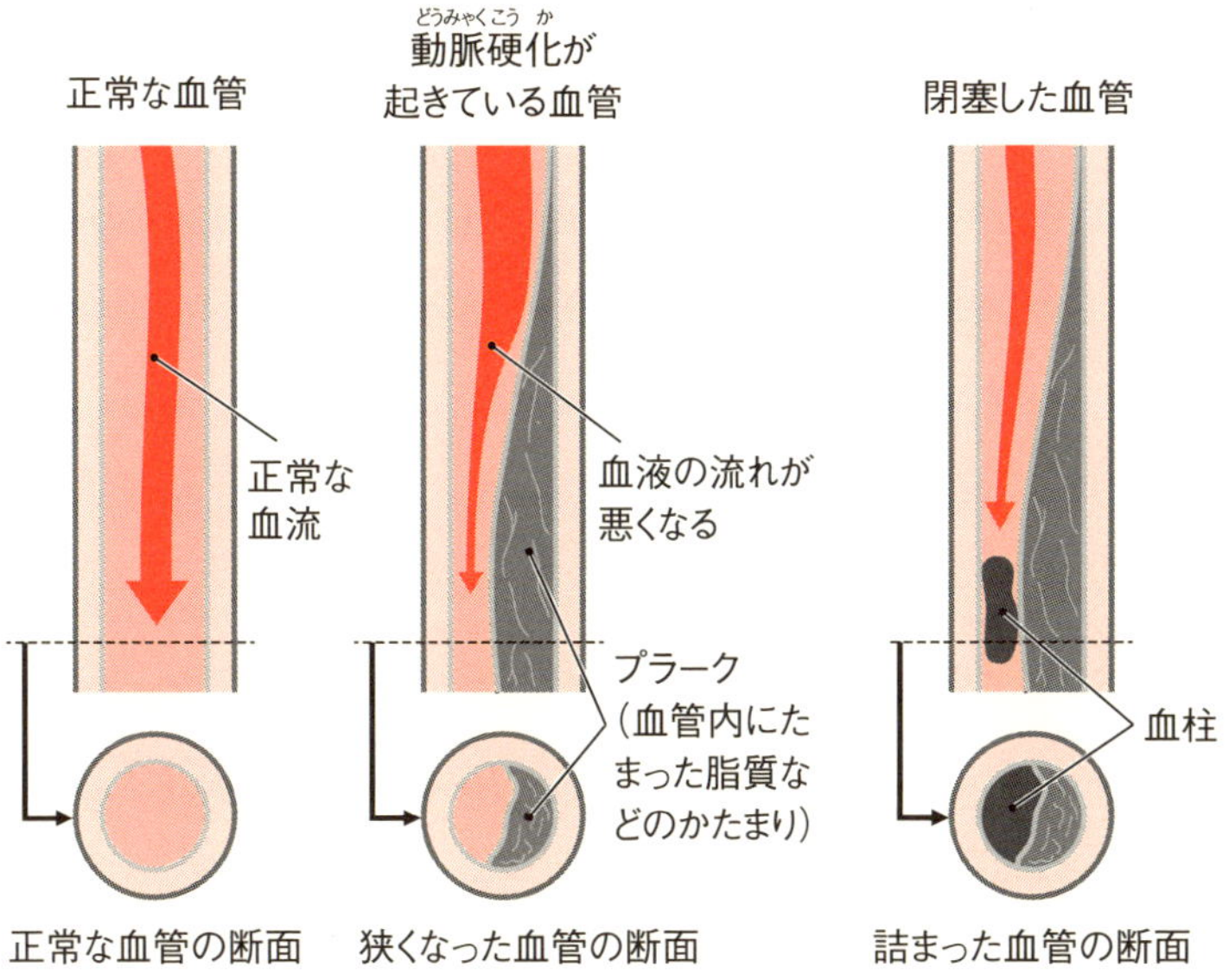

どんな症状があるの?

足の痛み、しびれがあり、間欠跛行《かんけつはこう》に至る

足が冷たくなる、痛む、しびれる、つるなどの症状があらわれ、歩行時に強い症状が出て歩き続けることができなくなる間欠跛行に至ります。痛みはふくらはぎに起きることが多いのですが、おしりや太ももに生じることもあります。同じく間欠跛行の症状がある腰部《ようぶ》脊柱《せきちゅう》管狭窄《かんきょうさく》症《しょう》との大きな違いは、腰痛がほとんどみられないことです。また、腰部脊柱管狭窄症は前かがみになると足の痛みが治まりますが、閉塞性動脈硬化症では、痛みが治まりません。

閉塞性動脈硬化症と腰部脊柱管狭窄症の症状

	閉塞性動脈硬化症	腰部脊柱管狭窄症
腰痛	なし	あり
足の冷え	あり	あり
足のしびれ	あり	あり（主にまっすぐ立っているとき。前かがみになると治まる）
足の皮膚の色	白い	正常
足の脈	触れない	正常
歩行時の痛み（間欠跛行）	あり	あり
安静時の痛み	あり	あり（主にまっすぐ立っているとき。前かがみになると治まる）
自転車をこぐときの痛み	あり	なし

（注）症状の有無は、進行の程度による。

診断と治療方法は？

背景にある病気を確認し、生活習慣を改善します

触診では動脈を皮膚《ひふ》の上からさわって、脈が触れるか確認します。その後、足首と上腕の血圧をはかり、下記の計算式で閉塞性動脈硬化症が起きている可能性を割り出します。確定診断にはCT、MRIや血管造影検査が必要になります。症状は、進行の程度によって4段階に分類されます（フォンテイン分類→27ページ参照）。

動脈硬化の背景にある糖尿病、高血圧、脂質異常症などの有無を確認し、治療を行います。禁煙、禁酒、運動など生活習慣の改善は特に重要です。

薬物治療では、血管を拡げる薬（血管拡張薬《けっかんかくちょう》）や血液を固まりにくくする薬（抗血小板薬《こうけっしょうばん》）を用います。足の痛みが強い場合には、バイパスをつくり血流を促す血管再建術などが行われることもあります。

ABI（足関節上腕血圧比）＝ 足関節の収縮期血圧 / 上腕の収縮期血圧

両腕の血圧と足首の血圧の比率で、0.9以下の場合、動脈硬化が疑われます。心臓から遠い足首の血圧が高いと、下肢《かし》血管の狭窄《きょうさく》が疑われます。

こむらがえりが起きる病気

5

脳梗塞《のうこうそく》

動脈硬化《どうみゃくこうか》によって頻繁に足がつる場合、脳梗塞につながる可能性があります。脳梗塞は見逃してしまうと、重大な後遺症を残す危険があるほか、再発しやすいので油断は禁物です。

どんな病気?

脳の血管がつまることで組織が壊死《えし》してしまいます

脳の血管がつまることにより必要な酸素や栄養がいきわたらなくなり、組織が壊死した状態が脳梗塞《のうこうそく》です。障害が起きた場所により半身麻痺《まひ》や言語障害などの症状があらわれます。脳血《のうけっ》栓症《せんしょう》と脳塞栓症《のうそくせんしょう》があり、次の3タイプに分類されます。

◉ラクナ梗塞（脳血栓症）

主に高血圧が原因となり、穿通枝動脈《せんつうしどうみゃく》と呼ばれる細い血管が狭くなりつまってしまうことで起こります。多発性脳梗塞と呼ばれるもののほとんどがこのタイプで、日本人にもっとも多くみられます。症状は比較的軽くても、多発すると認知症・パーキンソン症状の原因になるので、早期発見・早期治療が大切です。

●アテローム血栓性脳梗塞（脳血栓症）

高血圧、脂質異常症（高脂血症）、糖尿病《とうにょうびょう》などが原因の動脈硬《どうみゃくこう》化《か》（アテローム硬化）によりできた血栓が、脳の太い血管につまった状態。太い血管がつまるため重症化することが多いのが特徴です。食生活の欧米化により、増加しています。

●心原性脳塞栓症（脳塞栓症）

不整脈、心筋梗塞《しんきんこうそく》などにより脳以外でできた血栓が、血流に乗って脳に流れ、突然に脳血管をつまらせます。血管がつまる以前は、脳の血流が保たれているため、前兆がほとんどあらわれません。

脳梗塞の種類

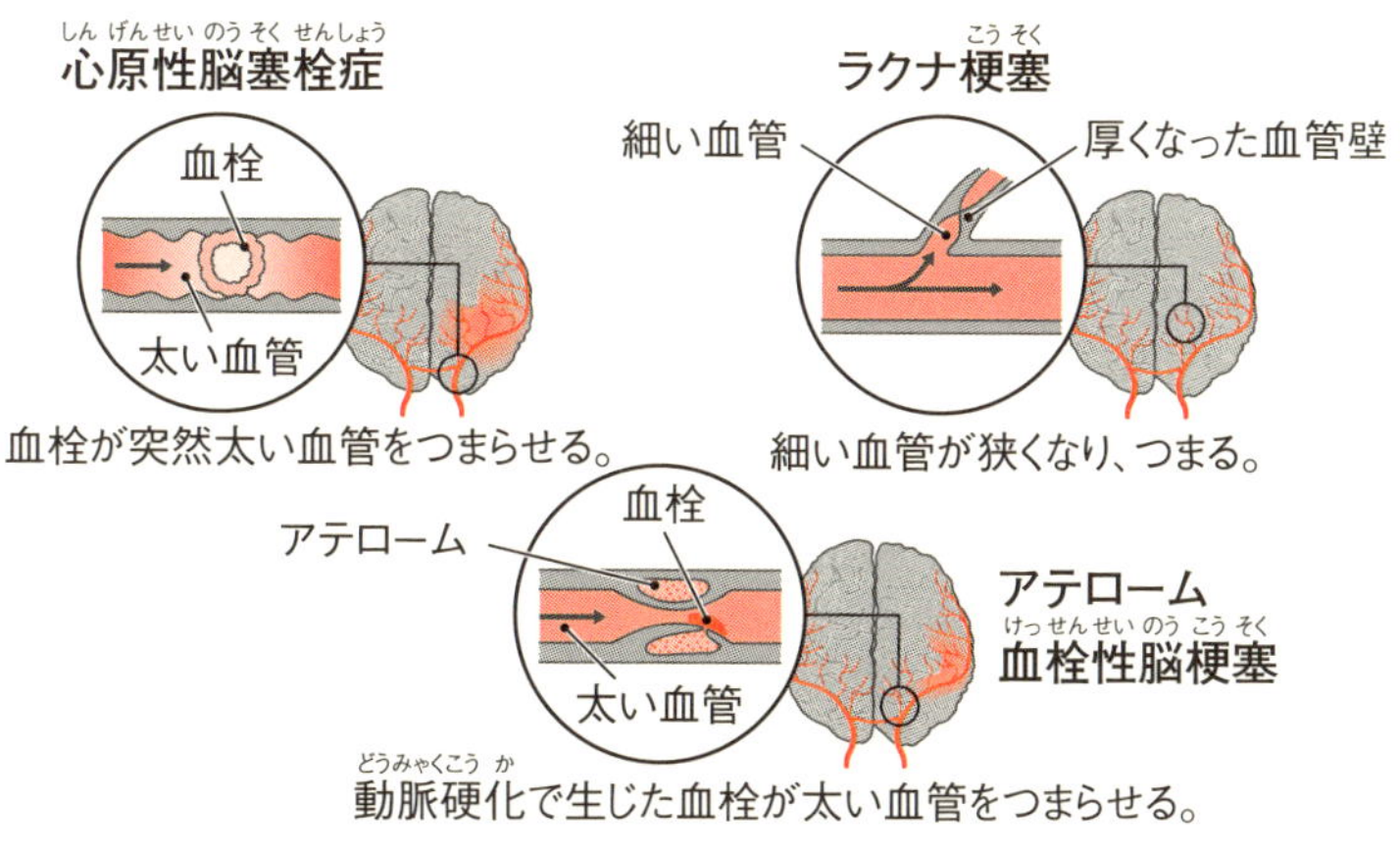

血栓が突然太い血管をつまらせる。

動脈硬化《どうみゃくこうか》で生じた血栓が太い血管をつまらせる。

脳梗塞の原因は？

高血圧と加齢、生活習慣などが主な原因です

脳梗塞の主な原因は、高血圧と加齢だといわれています。動脈硬化、脂質異常症、糖尿病のほか、生活習慣も重要なポイントです。

高齢者に多い心原性脳塞栓症は、心房細動《しんぼうさいどう》という不整脈が、加齢とともに増加することも原因になるといわれています。

どんな症状があるの？

片方の目が見えない、言葉が出ない、半身がしびれる……など

脳梗塞の症状は血管がつまった箇所により異なりますが、片方の目が見えない、視野がかける、言葉が出ない、手足に力が入らない、しびれる、突然のめまいなどが代表的です。

脳血栓症の場合、その症状は数日かけてゆっくり出現する傾向があります。特に、ラクナ梗塞は比較的症状が軽く、自覚症状がない場合もあるようです。

一方、心原性脳塞栓症では突然、意識障害に至ります。

また脳梗塞を発症した人の多くが、前兆としてめまいなどの一過性脳虚血発作《いっかせいのうきょけつほっさ》を起こすことがわかっています。一過性脳虚血発作とは、脳の血管がつまることで一時的に脳の血流が乏しくなるために起こる発作のことで、下記のような症状があります。多くは数分から数十分で回復しますが、脳梗塞の危険信号ですので、早めに医療機関を受診してください。

脳梗塞の前兆

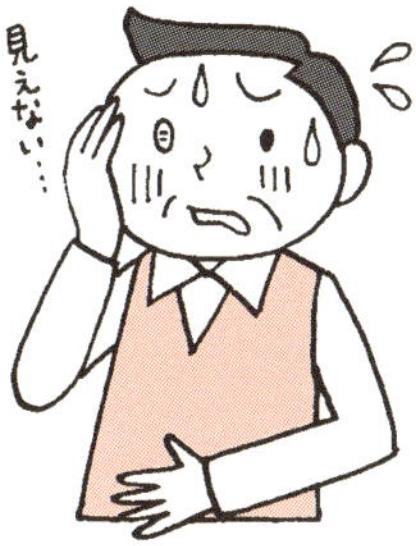

片方の目が見えない

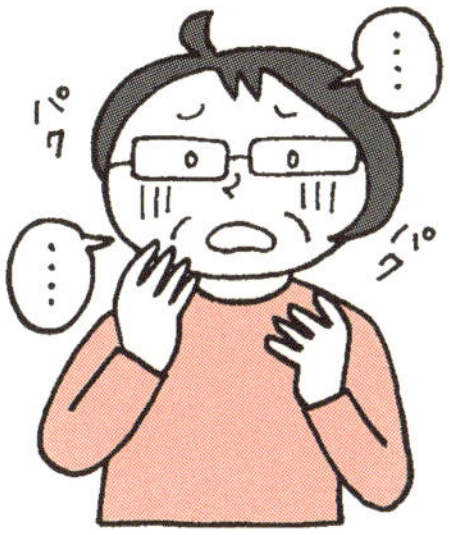

言葉が出ない

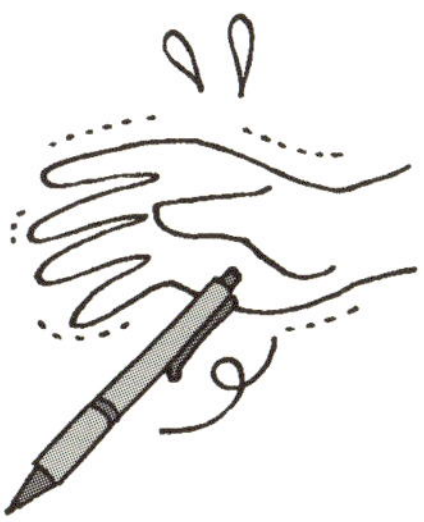
手足に力が入らない、麻痺《まひ》して動かせない

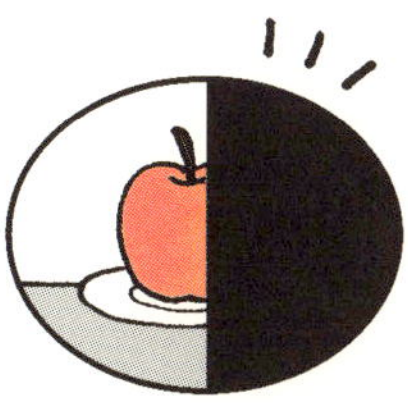
視野の半分が欠ける

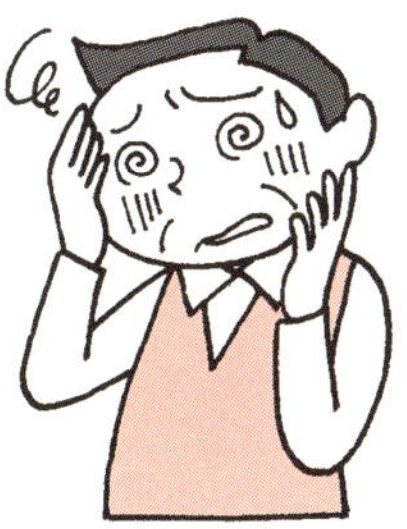
突然めまいがする

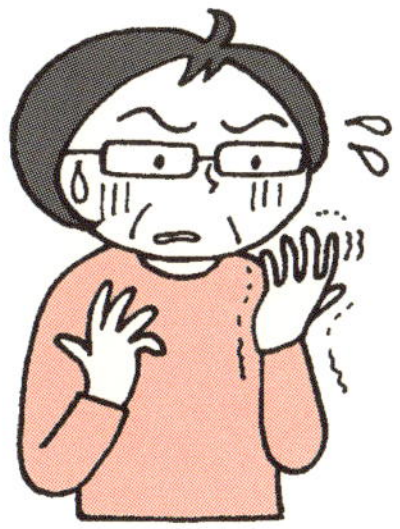
体の片側だけしびれる、感覚がない

診断と治療方法は？

生活習慣の改善と薬により、高血圧と動脈硬化をコントロールします

手足のしびれ、急にろれつがまわらなくなるなど、ふだんと違う様子がみられた場合は、たとえ症状が軽かったり消失しても、必ず医療機関を受診しましょう。

できるだけ早い治療の開始が原則なので、早期診断が重要です。問診のあと、ＣＴやＭＲＩで脳のどこに異変があるのかを確認します。必要に応じて、脳血管の超音波検査、脳血管造影検査などの検査が行われます。心原性脳塞栓症が疑われる場合は、心疾患を特定するため、心電図検査なども行います。

たとえ今は症状が軽くても、脳梗塞は再発しやすいので、予防のためには高血圧や動脈硬化など危険因子の管理を行うことが大切です。喫煙・飲酒・不規則な食生活など危ない生活習慣をあらため、再発防止につとめましょう。

薬物療法では、抗血栓薬《こうけっせんやく》、抗凝固薬《こうぎょうこやく》、脳代謝改善薬《のうたいしゃかいぜんやく》、脳循環改善薬《のうじゅんかんかいぜんやく》などを使い、高血圧と動脈硬化をコントロールします。

Coffee Break
コーヒーブレイク

薬の副作用で筋肉がつる？

これまで解説してきたとおり、こむらがえりは筋肉の収縮に関するセンサー（腱紡錘《けんぼうすい》・筋紡錘《きんぼうすい》）の指令が神経からうまく筋肉に伝わらないことが原因で起こります。ですから、神経疾患（運動ニューロン疾患、多発性ニューロパチー）、筋疾患（筋強直性《きんきょうちょくせい》ジストロフィー）などの初期症状として、難治性のつる症状が全身にみられることがあります。

そのほか、肝硬変《かんこうへん》、慢性腎不全《まんせいじんふぜん》など代謝異常《たいしゃいじょう》を起こす病気でも、つる症状が起こりやすくなります。特に、注意したいのが40歳以上の女性に頻繁にみられる甲状腺機能低下症。全身の倦怠感、記憶力の低下、皮膚《ひふ》の乾燥、夏でも汗をかかない、顔のむくみ、脱毛、無月経などが主な症状ですが、つる症状も代表的な症状のひとつです。

また、各種降圧薬（β遮断薬《ベータしゃだん》、Ca拮抗薬《カルシウムきっこう》）、脂質異常症の治療に使われるHMG-CoA還元酵素阻害薬《かんげんこうそそがい》やフィブラート系薬剤、利尿薬などの薬剤が、つる症状を誘発することが知られています。多くは、薬の作用により代謝のバランスが崩れ、電解質異常《でんかいしついじょう》をきたしてしまうことが原因です。市販されている漢方薬や薬などの副作用で、つる症状があらわれることもあるので、注意が必要です。

こむらがえりにかかわる病気

6

狭心症《きょうしんしょう》

動脈硬化《どうみゃくこうか》は心臓にも影響を及ぼす可能性があります。狭心症とは心臓に十分な血液がいかなくなり、胸の痛みなどの発作が起きる病気。放置すると心筋梗塞《しんきんこうそく》を引き起こす危険があります。

どんな病気?

心筋に血液がいかなくなり、痛みなどの発作が起きる病気です

心臓に血液を送る冠動脈《かんどうみゃく》の異常により、心筋（心臓の筋肉）に十分な血液がいかず、胸の痛みなどの発作があらわれる状態を狭心症《きょうしんしょう》といいます。

狭心症には、心臓の状態や症状、発生状況などによっていくつかの分類方法があります。

発生状況による分類では、運動、入浴など心臓に負担がかかる動作を行ったときに発作が起きるものを労作時狭心症《ろうさじきょうしんしょう》といいます。特に、寒い時期に起こりやすいことが知られています。

一方、寝ているときや早朝の安静時に発作が起きるものを安静時狭心症《あんせいじきょうしんしょう》といって区別します。

狭心症の原因は？

動脈硬化《どうみゃくこうか》や冠攣縮《かんれんしゅく》が原因となります

◉労作時狭心症

高血圧、脂質異常症（高脂血症）、肥満などにより冠動脈にプラークという脂質のかたまりができると、血管が狭くなります。走ったり、階段をのぼったりして運動量が増え、心臓の筋肉に酸素が必要になったときに、血管が狭くなっていることで必要な酸素が供給できなくなり、発作が起こります。

◉安静時狭心症（冠攣縮性狭心症）

冠動脈が急に痙攣《けいれん》を起こして細くなることを冠攣縮といいます。冠攣縮により、心臓の筋肉へ酸素を送ることができなくなります。夜間や早朝の安静時に発作が起こります。

安静時狭心症と労作時狭心症

安静《あんせい》時《じ》狭心《きょうしん》症《しょう》　　労作《ろうさ》時《じ》狭心《きょうしん》症《しょう》

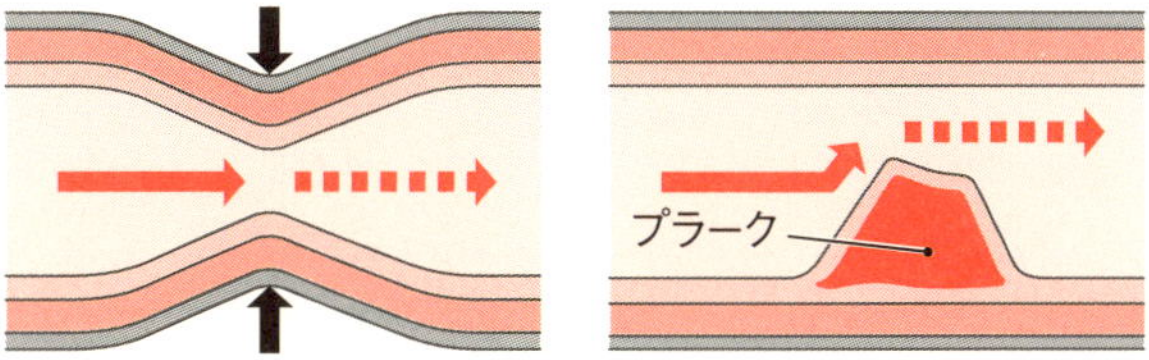

何らかの原因で冠《かん》動《どう》脈《みゃく》が痙《けい》攣《れん》することにより起こる。

冠動脈にプラーク（コレステロールなどの脂質のかたまり）ができて、血管が狭くなることにより起こる。

どんな症状があるの？

突然しめつけられるように胸が痛みます

胸の痛みや圧迫感が代表的な症状で、他に動悸・不整脈、呼吸困難、頭痛、嘔吐《おうと》などがみられることもあります。痛みの感じ方には個人差があり、しばしば左肩・腕や顎《あご》までひろがり、みぞおちに胃の痛みのように感じられることもあります。息切れや呼吸困難として自覚されることもあるようです。

発作は前触れなく突然に始まり、数十秒から数分間続き、だいたい15分以内には消失します。

まだ症状が軽く、発作が起きる状況や発作の持続時間が一定しているものを安定狭心症といいます。一方、頻繁に発作が起きる、長く発作が続く、軽い労作で発作が起きる状態を不安定狭心症といい、心《しん》筋梗塞《きんこうそく》に移行する危険性が高くなります。

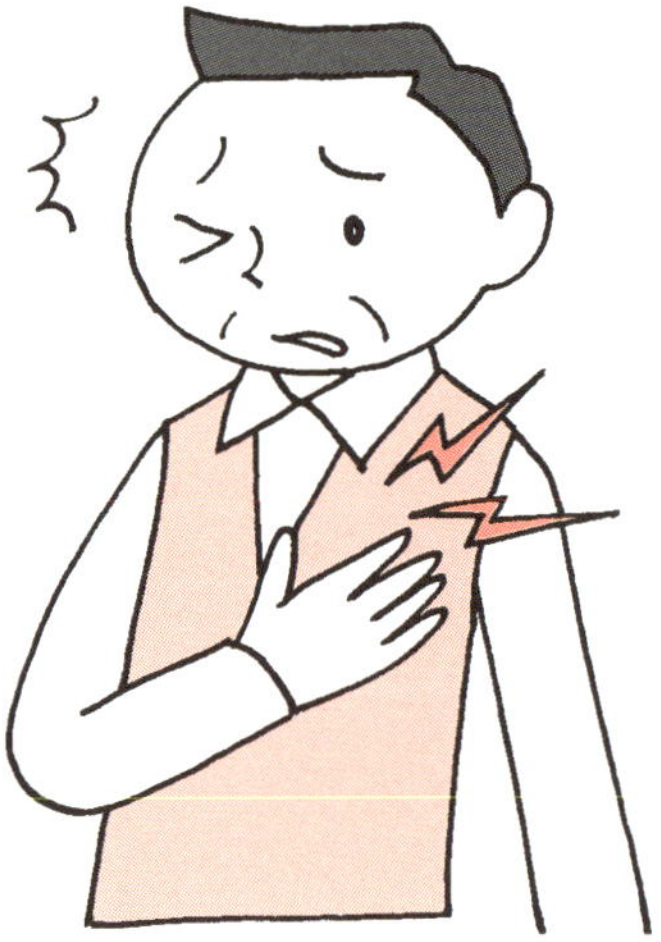

診断と治療方法は？

薬物療法のほか、症状により手術も検討されます

問診のあと心電図検査を行いますが、発作のないときには異常がないことが多いため、24時間記録できる携帯用心電図（ホルター心電図）を使ったり、心臓に負荷をかけて心電図をとります。そのほか、心エコー、心筋シンチグラフィ、冠動脈造影《かんどうみゃくぞうえい》などで心臓の状態を調べます。

治療には、薬物療法のほか、カテーテルを使った経《けい》皮《ひ》的《てき》冠動脈《かんどうみゃく》形成術《けいせいじゅつ》（冠動脈インターベンション）や、冠動脈バイパス手術があります。どの治療を選択するかは、年齢、合併症《がっぺいしょう》の有無、症状や冠動脈の状況などにより異なります。

狭心症が疑われる症状があらわれてすぐに改善した場合、救急病院を受診する必要はありませんが、できるだけ早く循環器科または内科を受診しましょう。その間、心臓の負担になるような運動や熱いお風呂、喫煙などは避け、なるべく安静にします。

こむらがえりにかかわる病気

7 心筋梗塞《しんきんこうそく》

冠動脈《かんどうみゃく》の動脈硬化《どうみゃくこうか》が進み、狭心症《きょうしんしょう》が悪化。心筋（心臓の筋肉）に血液が流れなくなり、細胞が壊死《えし》してしまった状態が心筋梗塞。突然死に至る危険もあるので、迅速な対応が必要です。

どんな病気?

狭心症《きょうしんしょう》が悪化し、心筋が壊死《えし》してしまいます

動脈硬化《どうみゃくこうか》により冠動脈《かんどうみゃく》が閉塞すると、約40分後から心筋は壊死し始めます。ただし、心臓には別のルートを使って血液を運ぶメカニズムがあるため、血管が閉塞してから心筋梗塞《しんきんこうそく》に至るまでの時間は個人差があります。できるだけ早く治療を開始すれば、ダメージは最小限に食い止められます。狭心症と異なり、心筋が壊死するので、ダメージを受けた組織は回復しません。ダメージが広範囲にわたると、突然死に至る危険もあります。

心筋梗塞

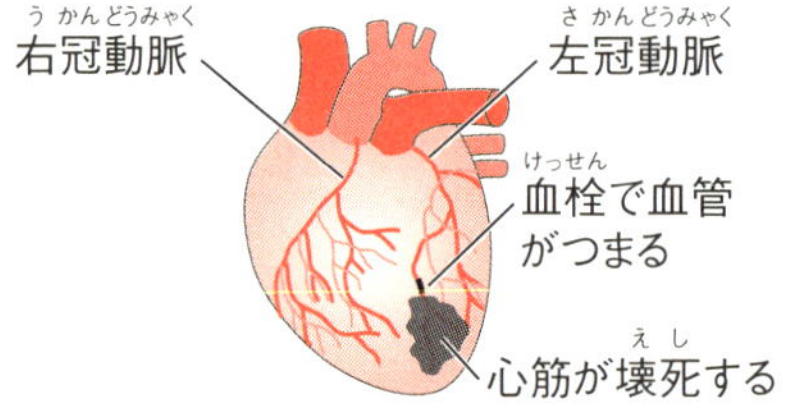

心筋梗塞の原因は？

高血圧、脂質異常症、糖尿病《とうにょうびょう》などが原因になります

高血圧症や脂質異常症（高脂血症）、糖尿病の人は、冠動脈の動脈硬化を起こしやすく、心筋梗塞に至る危険が高くなります。動脈硬化を進行させる危険因子としては、喫煙、過度のストレス、運動不足、肥満、アルコールなどがあげられます。

心筋梗塞の症状は？

胸の痛みなど、狭心症よりも強く長い発作があらわれます

胸の痛み、吐き気・むかつき、冷や汗などが心筋梗塞のサインです。症状は多彩で、消化器症状、左肩の痛み、顎《あご》の痛み、息苦しさなどとしてあらわれる場合もあります。心筋梗塞の発作は、狭心症よりも強く、持続時間も30分以上と長いのが特徴です。

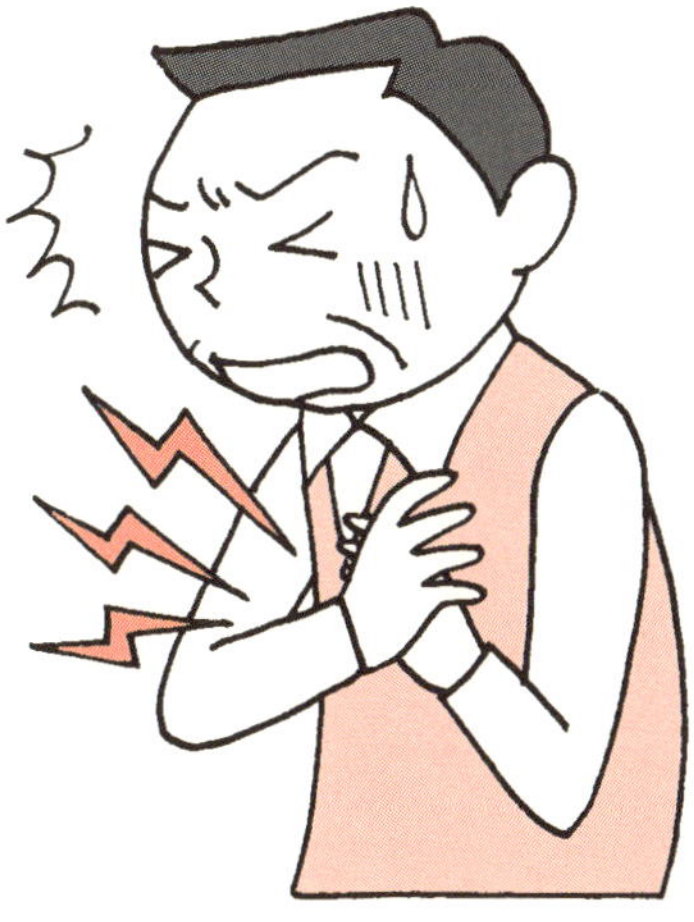

狭心症で治療を受けている人で、発作の頻度が増えてきたとき、安静時にも発作が起こるようになったときなどは、心筋梗塞の前触れだと考えられます。

つる症状との関連でいうと、大胸筋の異常な収縮（つる）によって胸部痛が突然あらわれ、痛みが左側の場合は心筋梗塞と間違えられる場合があります。

診断と治療方法は？
早期治療が重要なので、診断と並行して治療を行います

心筋梗塞は不整脈を併発しやすく、発作が起きてから24時間以内の死亡率が高いので、治療は一刻を争います。そのため心筋マーカー、心電図検査、心エコー、冠動脈造影検査などを初期治療と並行して行い、診断します。

また初期の治療として、閉塞している冠動脈を再開通させる血栓溶解療法《けっせんようかいりょうほう》とカテーテル治療があります。冠動脈の閉塞部分を迂回し新たな血液の通り道を作る冠動脈バイパス手術が用いられる場合もあります。

薬物治療では、冠動脈を拡張させ血流を増加させるための薬や、激痛をやわらげるための鎮痛剤などが使われます。

第3章

試して納得！ こむらがえり対処法

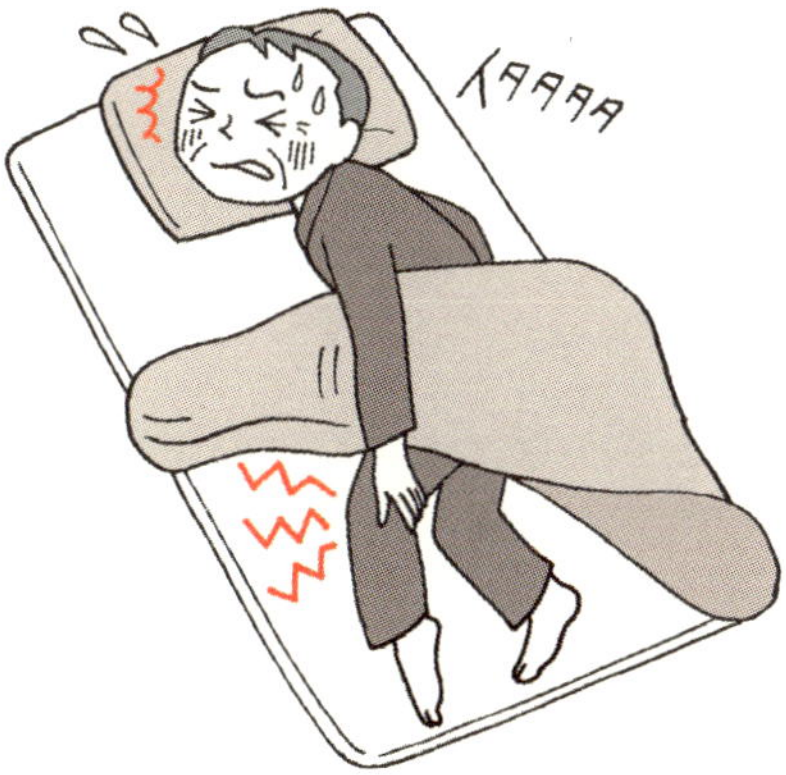

頻繁に起きるこむらがえりや
加齢とともにひどくなるつる症状に
悩まされている人は少なくありません。
その対処・治療法には
食事療法、運動療法、薬物療法など
さまざまな方法があります。
自分にあった対処法をみつけましょう。

対処法
その1

食事療法

食事療法のポイントは、水分補給とミネラルバランスを整えること！

「冷え」「脱水」「ミネラルバランスの乱れ」などは、こむらがえりをはじめとするつる症状の原因になると考えられています。ですから、食事療法はこの3つに留意しながら行います。特に夏やスポーツ時など大量に汗をかいたときには、脱水に気をつけ、十分な水分を補給します。冬は身体を冷やさない食材を選び、一年を通してミネラルバランスのとれた食事を心がけましょう。そのためには、できるだけふだんの食事でさまざまな栄養素をとることが大切。「一品ダイエット」「炭水化物抜きダイエット」などの極端な食事制限は、ミネラルバランスを崩す原因になることもあるので気をつけましょう。

マグネシウム、カルシウム、ナトリウム、カリウムなどのミネラルのなかでも欠乏しやすいのが、マグネシウムです。マグネシウムは、細胞の活動に必要なカルシウムやカリウムの吸収をサポートし、カルシウム濃度を調整する働きを持っており、マグネシウムが不足すると筋肉が痙攣《けいれん》を起こしやすくなります。

カルシウムとマグネシウムは2：1〜3：1の割合で、バランスよくとることが大切です。18歳以上の人の1日の摂取量はカルシウム500〜650ミリグラム、マグネシウム220〜310ミリグラムが目安になります（↓78ページ参照）。ちなみに通常カルシウムは不足すると骨から自動的に補充されるため、若いうちはマグネシウムが過剰になることはほとんど考えられません。一方、カルシウムが過剰になると、マグネシウムの吸収が阻害され、さまざまな不調の原因になります。昔の日本人はマグネシウムを多く含む穀類（玄米、大麦や雑穀など）や海藻、豆を中心に食生活を送っていました。ところが近年、食生活の欧米化により従来の日本食の摂取量が減り、マグネシウム不足の人が増えているのです。

特に加齢にともなうこむらがえりや妊娠中のこむらがえりを予防するためには、意識してマグネシウムを摂取することが重要です。また、お酒を飲むときにもミネラルバランスが崩れやすいため、アーモンドなどのナッツ類や、するめなどの魚介類といった、できるだけマグネシウムを多く含んだおつまみを選びましょう。たとえばマグネシウムを100ミリグラム摂取するためには煮干し約50尾を食べなくてはなりませんが、するめ1枚には136ミリグラムのマグネシウムが含まれているため、効率よくマグネシウムをとることができます。

1日に必要なマグネシウムとカルシウムの量

マグネシウムの食事摂取基準（mg/日）

性別	男性		女性	
年齢等	推定平均必要量	推奨量	推定平均必要量	推奨量
10～11歳	180	210	180	220
12～14歳	250	290	240	290
15～17歳	300	360	260	310
18～29歳	280	340	230	270
30～49歳	310	370	240	290
50～69歳	290	350	240	290
70歳以上	270	320	220	270
妊婦（付加量）	—	—	＋30	＋40
授乳婦（付加量）	—	—	—	—

カルシウムの食事摂取基準（mg/日）

性別	男性		女性	
年齢等	推定平均必要量	推奨量	推定平均必要量	推奨量
10～11歳	600	700	600	750
12～14歳	850	1000	700	800
15～17歳	650	800	550	650
18～29歳	650	800	550	650
30～49歳	550	650	550	650
50～69歳	600	700	550	650
70歳以上	600	700	500	650
妊婦（付加量）	—	—	—	—
授乳婦（付加量）	—	—	—	—

出所：厚生労働省「日本人の食事摂取基準（2015年版）」

マグネシウムが多く含まれる食品

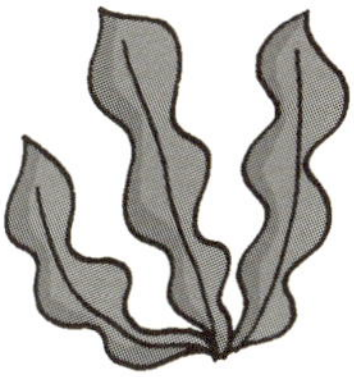
素干しわかめ
10gで110mg

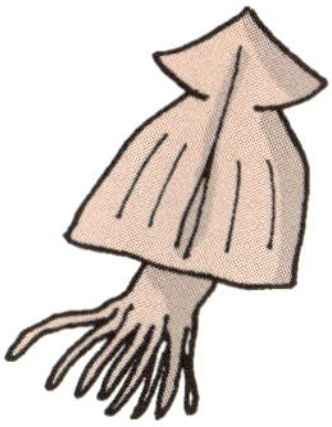
するめ
1枚80gで136mg

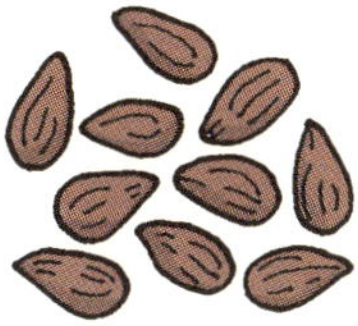
アーモンド
10粒10gで27mg

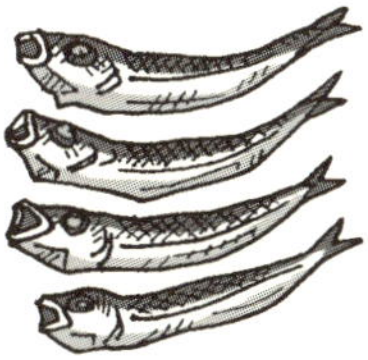
いわしの丸干し
4尾100gで100mg

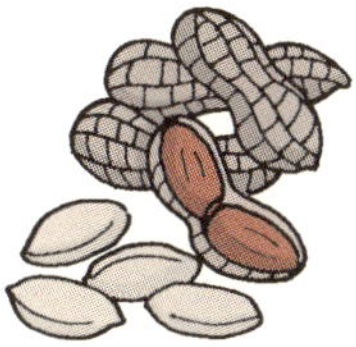
落花生
15粒10g（正味）で20mg

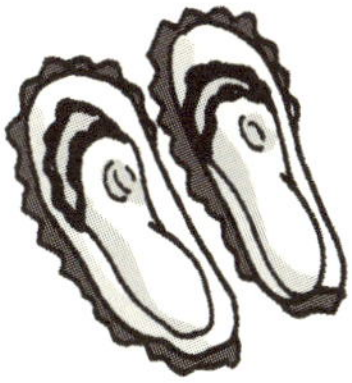
カキ
2個40gで30mg

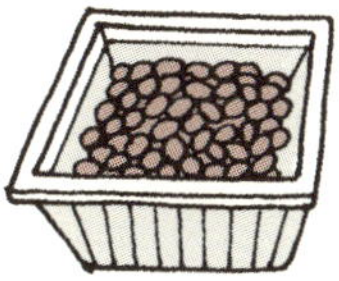
納豆
1パック50gで50mg

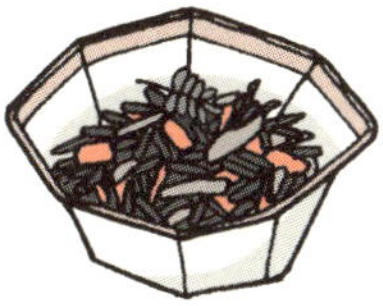
乾燥ひじき
大さじ1杯5gで31mg

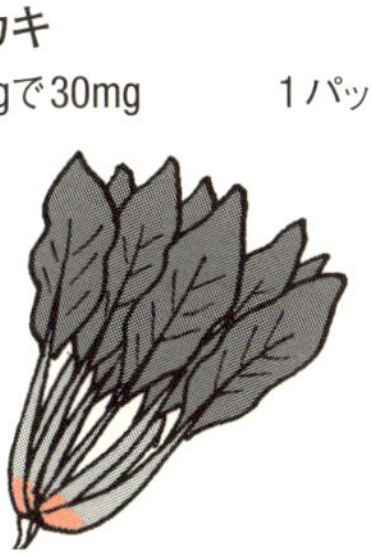
ほうれん草
1/4把50gで35mg

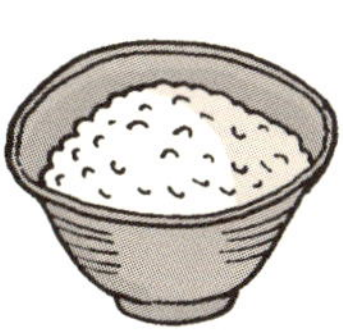
玄米
1膳150gで74mg

食事療法1

わかめを食べる

妊娠8か月になり、たびたび就寝中にこむらがえりを起こすようになったAさん（28歳女性）。ネットで調べると「妊娠中にはよくあること」とわかりましたが、痛みが強く、眠れなくなることもあり困っています。

産婦人科の主治医に相談したところ、マグネシウム不足ではないかと指摘され、毎日、わかめをサラダにしてたくさんに食べるようにアドバイスを受けました。

◉わかめには豊富にマグネシウムが含まれている

妊娠中、特に中〜後期に、こむらがえりが起きやすくなります。母体のミネラルが胎児にどんどんとられてしまうことが原因です。また、胎児が成長することで足に負荷がかかり、筋肉疲労が起きやすくなることなども関係していると考えられています。

海藻には、鉄・ヨウ素・マンガン・亜鉛・カルシウム・カリウムなど豊富なミネラルが含まれています。なかでも、わかめには、こむらがえりの予防に効くといわれているマグネシウムもたくさん含まれています。特に、マグネシウムが豊富なのは素干ししたわかめ。一般に売られているわかめは、製造の過程で湯通しするため、かなりのマグネシウムが流れ落ちてしまいます。実は、素干しわかめと湯通しわかめのマグネシウムの量を比較すると50倍も違うといわれています。できれば素干ししたものを積極的に食べましょう（↓79ページ参照）。

素干ししたわかめが手に入らない場合は、他の食品で補ったり、マグネシウムの吸収を助けるクエン酸が含まれる食品と一緒にとるといいでしょう。クエン酸は、レモンやオレンジなどの柑橘類に多く含まれています。わかめに、しらすや煮干し、干しえび、ごまなどを加え、レモン汁を絞って食べるわかめサラダは手軽にたっぷりのマグネシウムが摂取できるので、おすすめです。（↓クエン酸については、86・120ページ参照）。

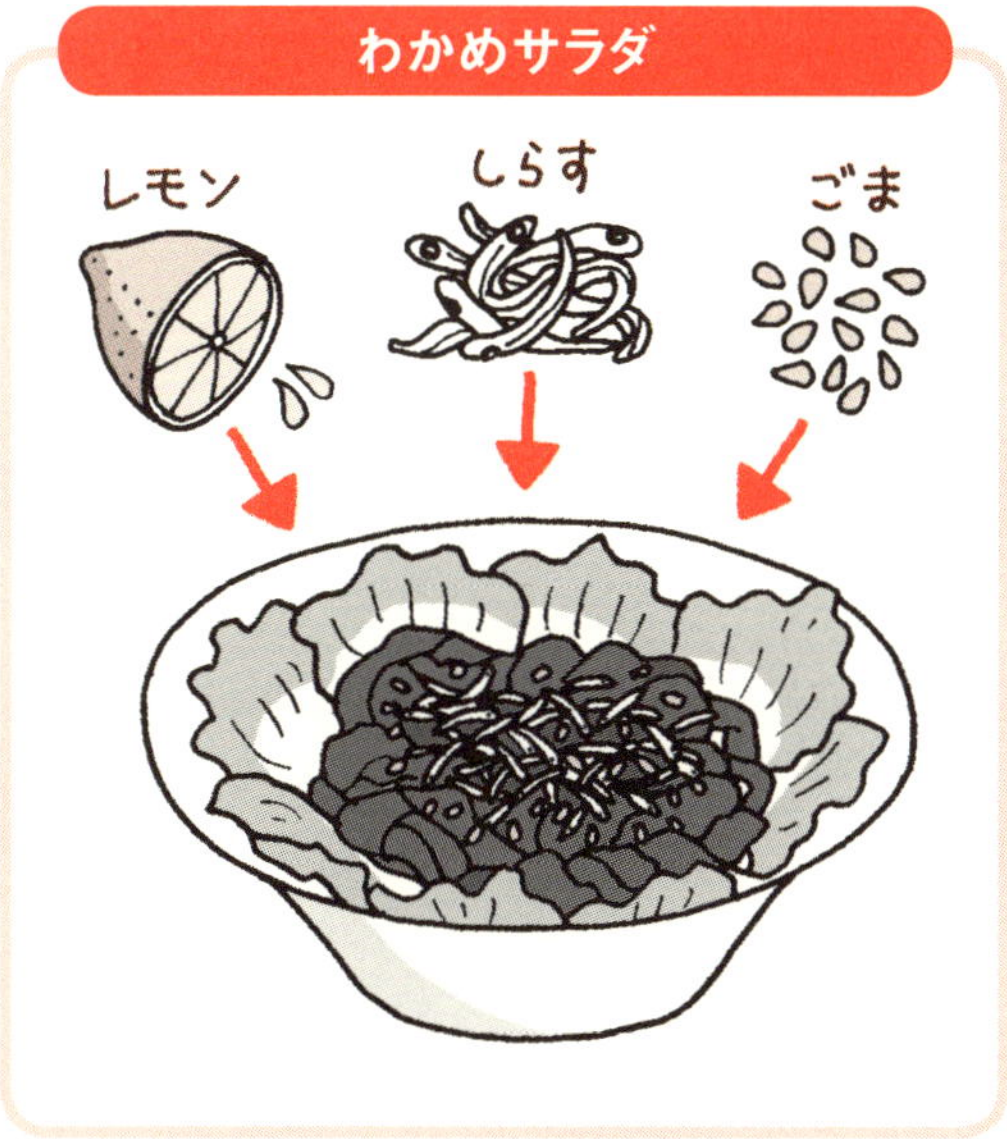

食事療法 2

牛乳を飲む

Bさん(52歳女性)は、50歳を過ぎたころから、毎晩のようにこむらがえりを起こすようになりました。痛みで飛び起きてしまい、その後、眠れなくなることもしばしば。ぐっすり眠れない日々が続き、医師に相談することに……。

しかし、検査の結果、特に大きな病気は見つかりませんでした。医師からは「更年期によるカルシウム不足でしょう。骨粗鬆症《こつそしょうしょう》の予防にもなるので、寝る前にコップ1杯の牛乳を飲みなさい」とすすめられました。

●特に女性はカルシウムを積極的に補おう!

妊娠中や更年期以降の女性はカルシウム不足により、こむらがえりが起こりやすくなることが知られています。低カルシウムの原因としては副甲状腺機能の低下も考えられますが、深刻な状態でなくても、こむらがえりなどの症状が起きることがあり、個人差があります。

病的な原因がない場合は、カルシウムを積極的に摂取しましょう。18歳以上の人の摂取量は、1日あたり500〜650ミリグラムが目安です（→78ページ参照）。牛乳は水分補給にもなるので、こむらがえりの予防には一石二鳥です。

牛乳のほかにカルシウムが多い食品には、チーズ、小魚（いわし・しらす・煮干しなど）、大豆製品、ごまなどがあります。

ただし、過剰なカルシウムの摂取は、マグネシウムとのバランスを崩してしまうこともあるので注意が必要です。また、牛乳のほか冷凍食品や加工食品に多く含まれているリンは、カルシウムの吸収を阻害するので気をつけましょう。

カルシウムが多く含まれる食品

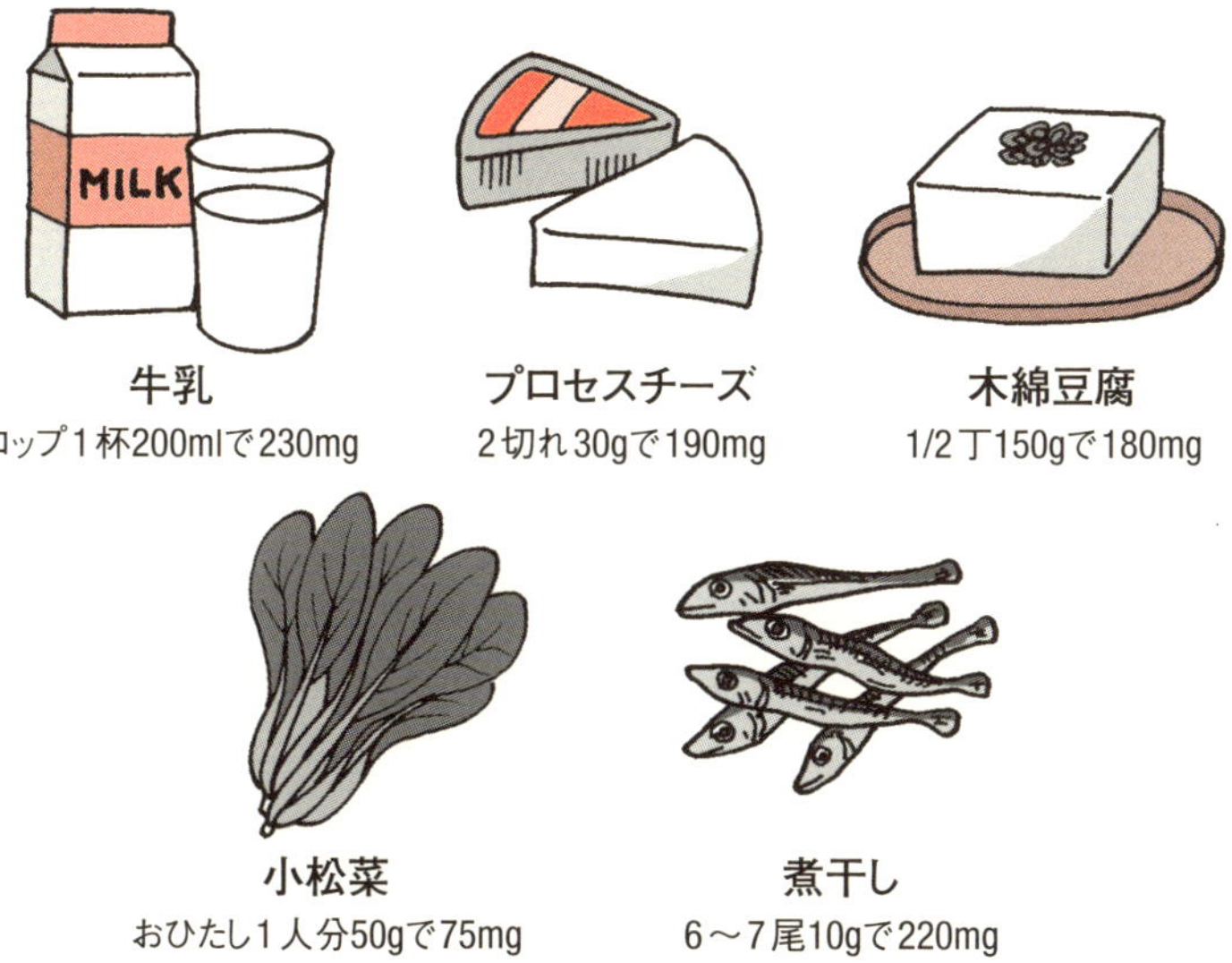

おやつにバナナ

ジョギングが趣味で、年に何度かはマラソン大会にも出場しているCさん（61歳男性）。60代とは思えない若さと健康が自慢のCさんですが、しばしばランニング中にこむらがえりを起こしてしまうのが悩みの種でした。走る前には十分にストレッチをしたり、準備体操をしているのに、あまり効果がありません。最近は楽しみにしていた市民マラソン大会を、途中で棄権する羽目になり、悔しい思いをしました。落ち込んでいたところ、マラソン仲間から「こむらがえりにはバナナが効く」と聞き、ランニング前には必ずバナナを食べることにしたところ、こむらがえりを起こしにくくなりました。

●カリウム不足もこむらがえりの原因になる

バナナには豊富なカリウムが含まれています。カリウムにはマグネシウム同様、筋肉の収縮を促進したり制御したりする役割があります。つまり、カリウムを補うことで、筋肉の動きをスムーズにし、こむらがえりを予防することができます。18歳以上の人の1日あたりの摂取量の目安は男性2500ミリグラム、女性2000ミリグラムです。

カリウムの多い食品は、バナナの他に海藻やじゃがいも、さといもなどがあります。これらの食品を毎日の食事でバランスよくとることはもちろん、ランニングの前にバナナジュースを飲む、山登りやジョギングの際にはおやつにバナナを携帯するなど、バナナを食べる習慣をつけるといいでしょう。

カリウムが多く含まれる食品

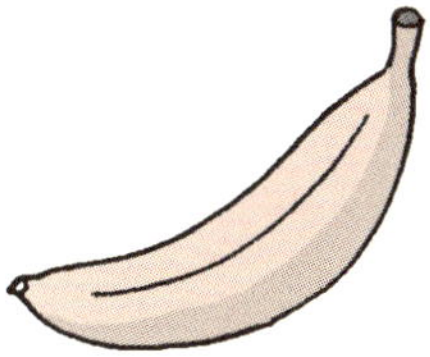

バナナ
1本90gで324mg

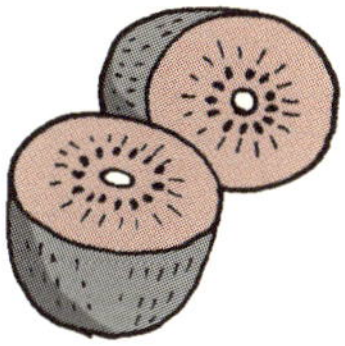

キウイフルーツ
1個90gで261mg

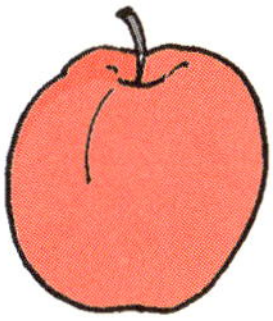

りんご
1個240gで264mg

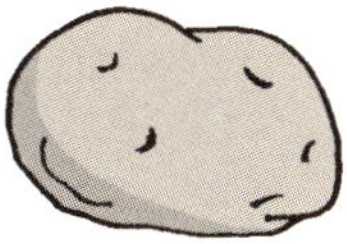

じゃがいも
1個120gで492mg

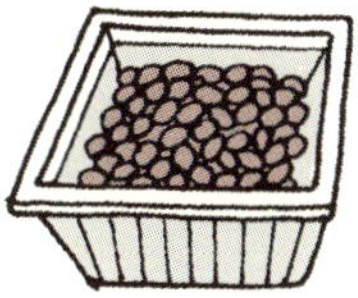

納豆
1パック50gで330mg

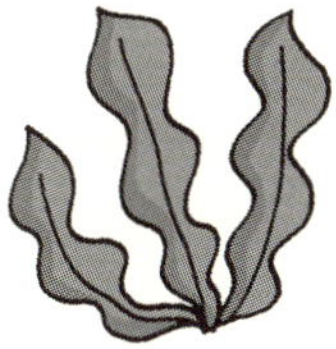

素干しわかめ
5gで260mg

食事療法 4

梅干を携帯

Dさん（38歳女性）は、昨年の秋から、登山にめざめた「山ガール」。登山サークルに所属し、休みのたびに仲間と山に登っています。

ところが夏のはじめごろから、登山中にこむらがえりを起こすことが多くなりました。夏休みに富士山に登り、山小屋に宿泊したときには、真夜中、ひどいこむらがえりで飛び起きる始末。痛みに苦しんでいると、登山歴の長い友人から「梅干しを食べなさい」とアドバイスを受けました。

◉登山家の間では、こむらがえりに「梅干し」は定番

初夏から夏にかけて、登山家がこむらがえりに悩まされるというのはよく聞く話です。筋肉疲労、発汗による脱水症状、夜間の急な気温の変化などが原因になると考えられています。

梅干しは昔から登山家の間で「こむらがえりの薬」として重宝されてきました。梅干しに多

く含まれているクエン酸はマグネシウムの吸収を助けるため、こむらがえりの予防に効果があります。また、こむらがえりを起こしてしまったときにも、一粒の梅干を口に含むと回復しやすく、その後も起こりにくくなるといわれています。登山をする人のなかには、スポーツドリンクの代わりに梅を氷砂糖と酢に漬けてつくる梅酢ドリンクを携帯する人もいます（→121ページ参照）。

こむらがえりに処方されることがある「クエン酸カリウム・クエン酸ナトリウム水和物配合剤（商品名：ウラリット配合錠）」（→122ページ参照）は、成分が梅干しと似ています。

クエン酸を多く含む食品

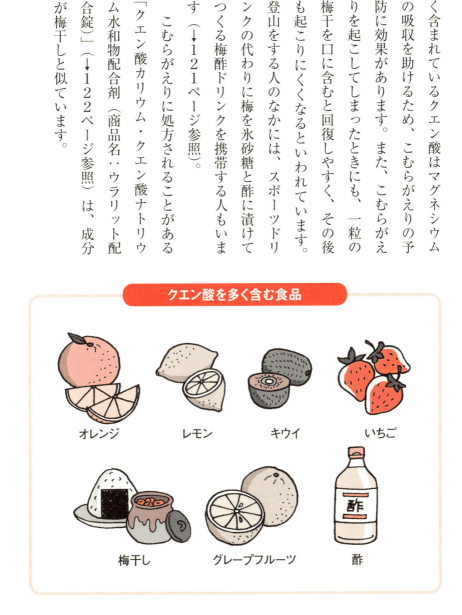

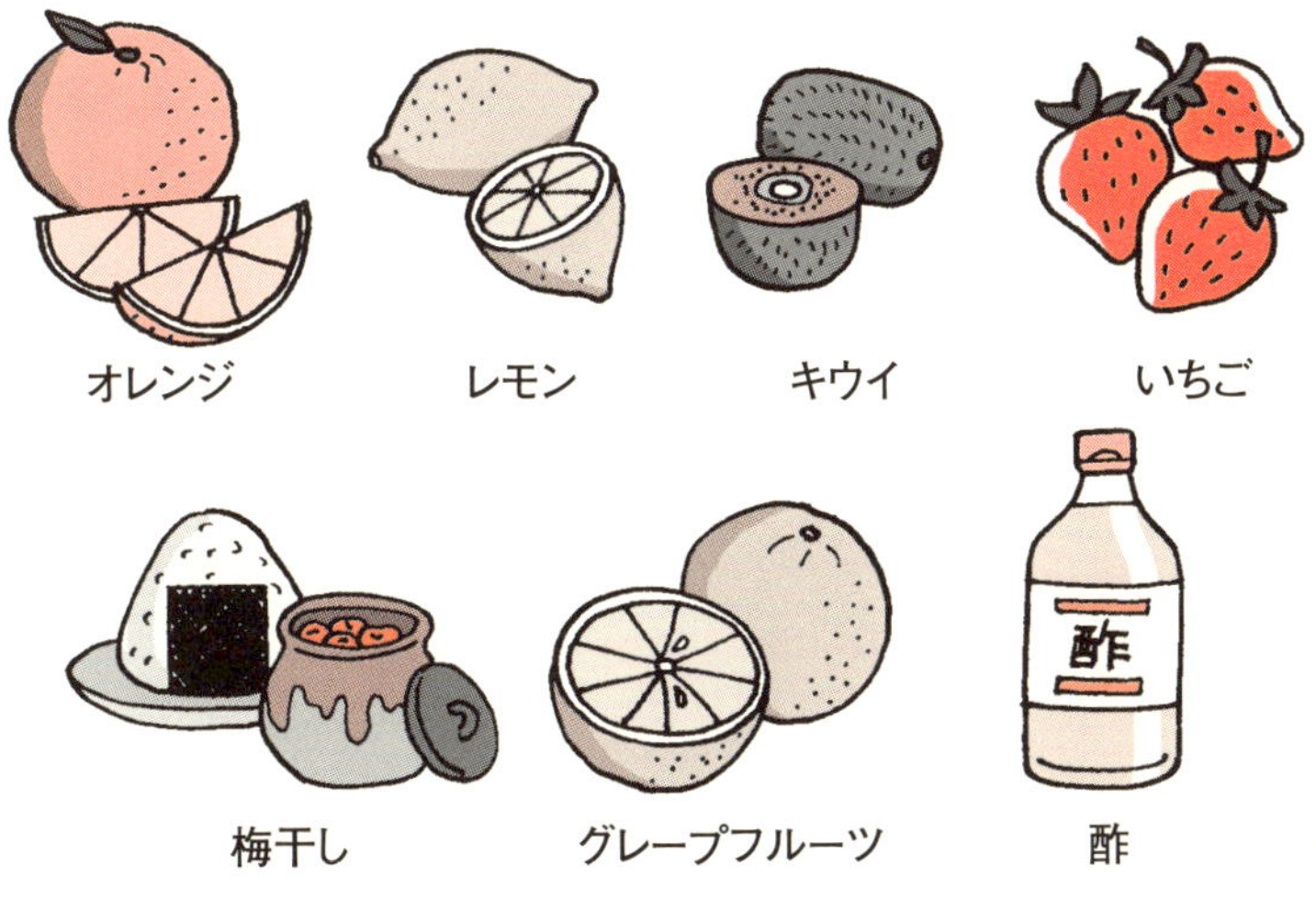
オレンジ
レモン
キウイ
いちご
梅干し
グレープフルーツ
酢
酢

食事療法 5

禁酒もしくは節酒

つきあいやストレス解消のため毎日のようにお酒を飲んでしまうEさん（46歳男性）。飲みすぎた日の明け方に、決まってこむらがえりを起こすのですが、足を温めるなどの対策をとればすぐに治っていました。

ところが、忘年会でビールをかなり大量に飲んだ翌朝、就寝中にこむらがえりが起き、なかなか治まらず七転八倒。心配になり医師の診断を受けたところ、血糖値《けっとうち》が高いことを指摘されたうえ、禁酒をすすめられました。

◉大酒飲みに、病的なこむらがえりを起こす人が多い

毎日のようにお酒を飲む習慣がある人で、たびたびこむらがえりが起きている場合、お酒の飲み過ぎでミネラルバランスが崩れている可能性があります。アルコールの利尿作用によって水分が排出されるうえ、肝臓がアルコールを分解するときにはビタミン・ミネラルを大量に必

要とするからです。こむらがえりがたびたび起きる場合は、思い切ってしばらく禁酒して、関係性を確かめてみましょう。なかには1週間、禁酒しただけで、その後こむらがえりが起きなくなったというケースもあります。

禁酒が難しい場合、飲み過ぎないよう注意し、飲酒の際には野菜スティックやわかめスープなど、ビタミン・ミネラルを含んだ食品を積極的にとることを心がけましょう。また、寝る前にはきちんと水分を補給するようにします。

禁酒やミネラル・水分補給を心がけてもこむらがえりが続く場合は、何か病気が潜んでいる可能性も考えるべきでしょう。なかでも飲酒の習慣がある人が注意しなければならない病気が糖尿病《とうにょうびょう》（→36ページ参照）です。そのほか、肝・腎機能の低下、動脈硬化《どうみゃくこうか》なども疑われます。頻繁に長時間にわたるこむらがえりが起きている場合は、身体のＳＯＳサインととらえ、早めの受診をおすすめします。

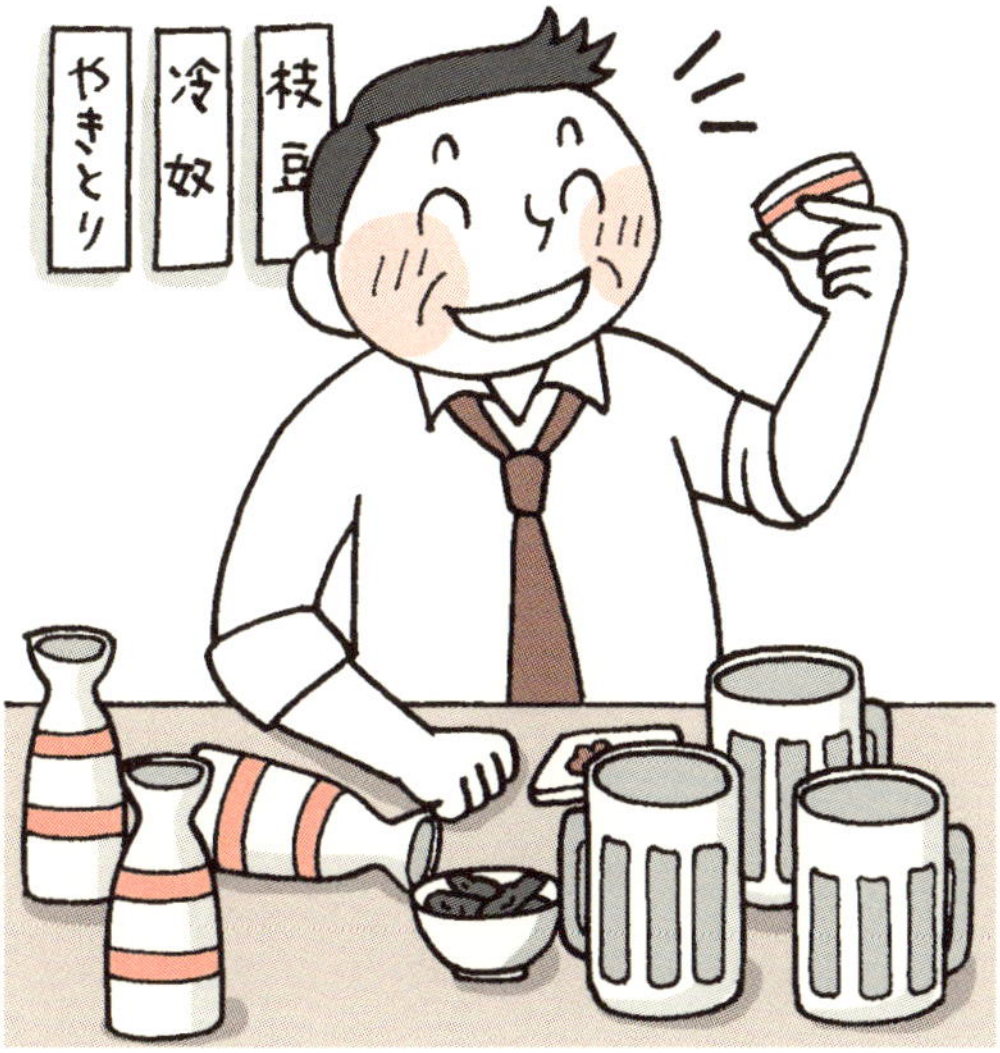

しっかり水分補給

高校に入学し水泳部に入部したFさん（16歳女性）は、練習中にたびたび起きるこむらがえりに悩んでいます。マッサージなどを行っても、なかなか治らず、試合を棄権することも……。さらに、疲れて帰ってきた翌朝は、決まって早朝のこむらがえりで目が覚めてしまいます。あるとき練習を見ていた先輩に、「練習していると、つい忘れてしまうけど、もっとこまめに水分をとったほうがいい」とアドバイスされました。

◉水1リットルに対し、塩2グラム、砂糖30〜60グラムで水分補給

激しいスポーツをしているときにこむらがえりを経験したことがある人は多いのではないでしょうか。発汗による脱水症状が原因だと考えられます。特に水泳では足が冷えてしまうため、こむらがえりが起きやすくなります。また、心疾患などで利尿剤を服用している人も、脱水症状でこむらがえりが起きることがあります。

スポーツをするときには、こまめな水分補給が重要。まず、運動の1時間～30分ほど前にコップ1～2杯ほどの水を飲み、水分を補っておきます。そして、運動中は30分～1時間ごとに失った水分を補うよう心がけましょう。

さらに、就寝中のこむらがえりを防ぐため、スポーツをした夜は寝る前にもコップ1～2杯の水分を補給しておくのがおすすめです。

麦茶やミネラルウォーターでもいいのですが、運動中は汗とともに流れ出てしまう塩、そして塩分の吸収を助ける砂糖も一緒に摂取するスポーツドリンクが理想的。糖分には、塩分を一緒に腸管から細胞の中に吸収しやすくする性質があるので、水分の吸収を促進する効果もあります。自分で作る場合は、水1リットルに対し、塩2グラム、砂糖は30～60グラムが適量です。好みでレモンや梅酢、クエン酸を加えてもよいでしょう（→86・120ページ参照）。

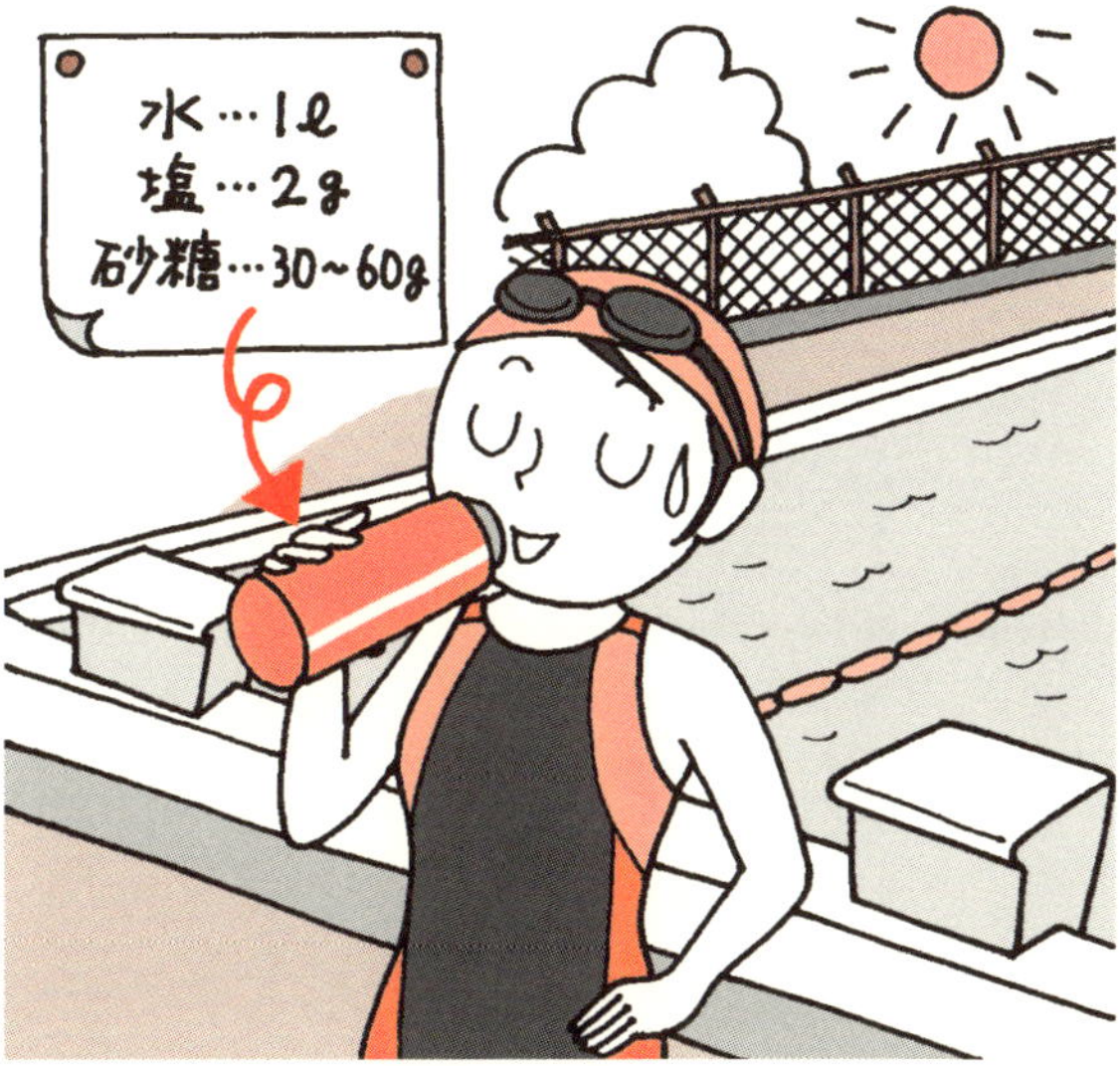

対処法その2

セルフケア

手軽で効果があるので、試す価値あり！

食事療法のほかにも、こむらがえりを予防・改善するために、日常的にできることはたくさんあります。なかでも、気軽にできて効果が高いのが、マッサージとストレッチです。筋肉に負担をかけない程度に、ほぐしたり、伸ばしたりすることで、以下の効果があります。

①血行を改善する
②筋肉に疲労をためない
③筋肉を温める

特に、運動をしたあとや、長時間歩いたあと、立ち仕事をしたあとなどは、筋肉に負荷がかかっており、こむらがえりが起きるリスクが高いので、セルフケアにつとめましょう。睡眠中にこむらがえりを起こす人は、眠る前のケアが効果的です。

マッサージやストレッチのほか、足浴や鍼灸《しんきゅう》などにも同様の効果が期待できます。

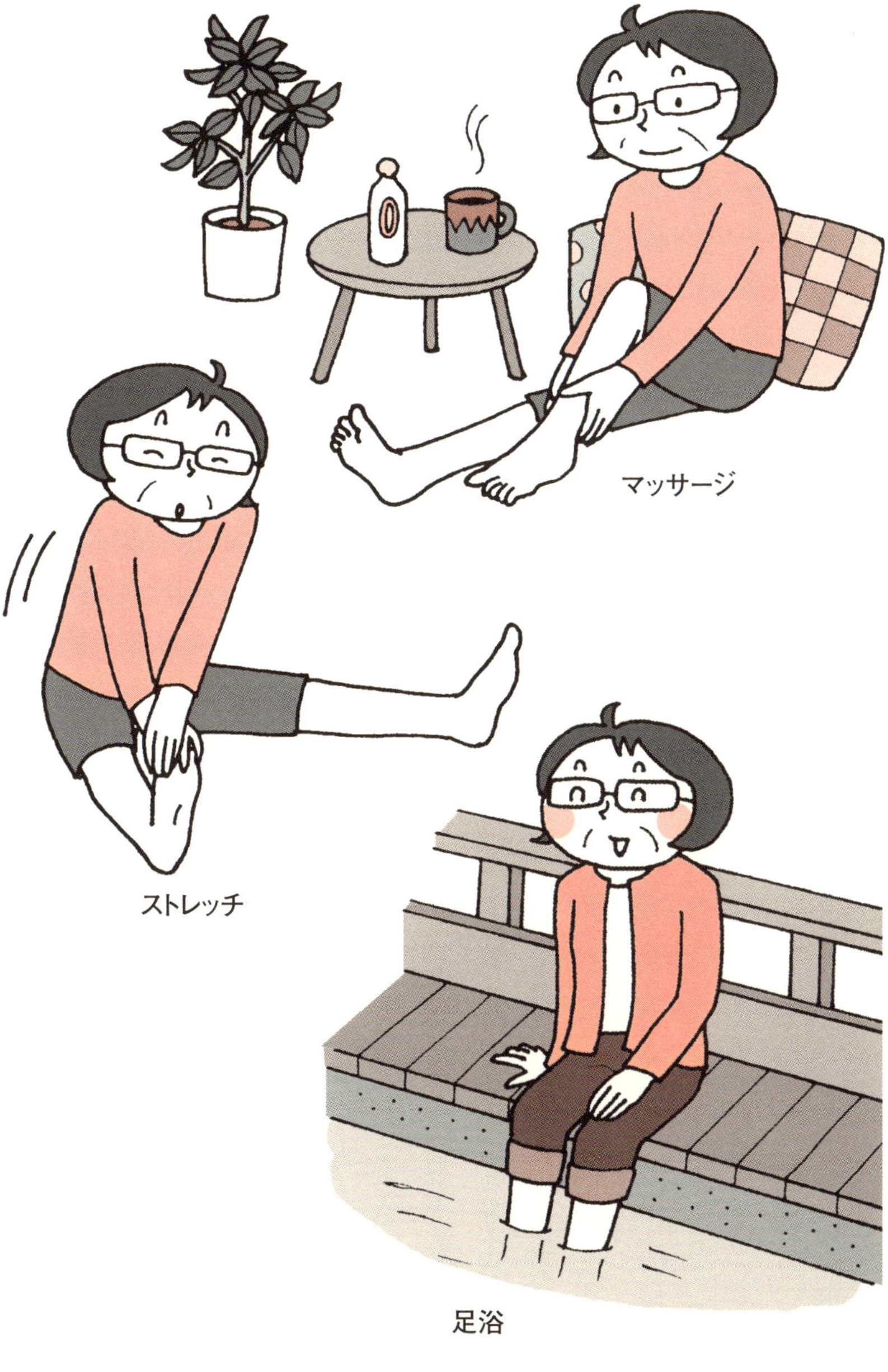
マッサージ
ストレッチ
足浴

セルフケア 1

毎日続ける足もみマッサージ

スーパーでレジ打ちのパートタイマーとして働いているAさん（56歳女性）は、50歳過ぎたあたりから、さまざまな体調不良に悩まされています。慢性的な腰痛、肩こりは整形外科に行っても原因不明で、「年のせい」とあきらめていました。けれども最近は、つらい症状にこむらがえりが加わり、仕事中にもしばしば足がつって動けなくなる事態に……。あまりにも痛いので近くの整体院に駆け込んだところ、「全身の症状も改善しますよ」と、毎日10分の足もみマッサージをすすめられました。半信半疑で続けていたのですが、こむらがえりは起きなくなり、長年、悩まされてきた肩こりや腰痛も楽になってきたように感じています。

◉こむらがえりに効果的なツボと反射区《はんしゃく》を意識して、足をもむ

最近、流行している「足もみ」は、こむらがえりに効果があるだけでなく、血行やリンパの流れを改善するため全身のつらい症状を緩和してくれます。足には、反射区やツボと呼ばれる

内臓や各器官につながる末梢神経《まっしょうしんけい》が集中している場所があるからです。おおまかな反射区やツボの位置を知っておきましょう。特に反射区は、左右の足で異なるので注意します。

できるだけ毎日1回、片方を5分、両方で10分くらい足をもむ習慣を身につけることが効果的です。満腹時をさけ、ほどよい強さでもむようにしましょう。

1. まずは、腎臓、輸尿管《ゆにょうかん》、膀胱《ぼうこう》、尿道《にょうどう》の反射区をもみ、毒を排出する機能を高めます。
2. 次に親指から小指まで足の裏全体を、指からかかとの方へもんでいきます。
3. 気になる部分があれば、反射区やツボを意識してプッシュします。
4. アキレス腱からふくらはぎ、膝上にかけて、しぼりだすように丁寧にもみあげます。
5. もう一度、腎臓、輸尿管、膀胱、尿道の反射区をもみます。
6. もみ終わったら血流を促進させるため、足首を左右5～6回ずつ、ぐるぐると回します。
7. 次にもう片方の足を同じ順番でもんでいきます。
8. もみ終わったら、老廃物の排泄《はいせつ》を促すため、体温と同じくらいの白湯《さゆ》を飲みます。

忙しいときや、すぐにこむらがえりを解消したいときには、右足のみにある肝臓および胆嚢《たんのう》の反射区と、委中《いちゅう》のツボを意識してふくらはぎをもみほぐすのが効果的です

足裏のツボと反射区

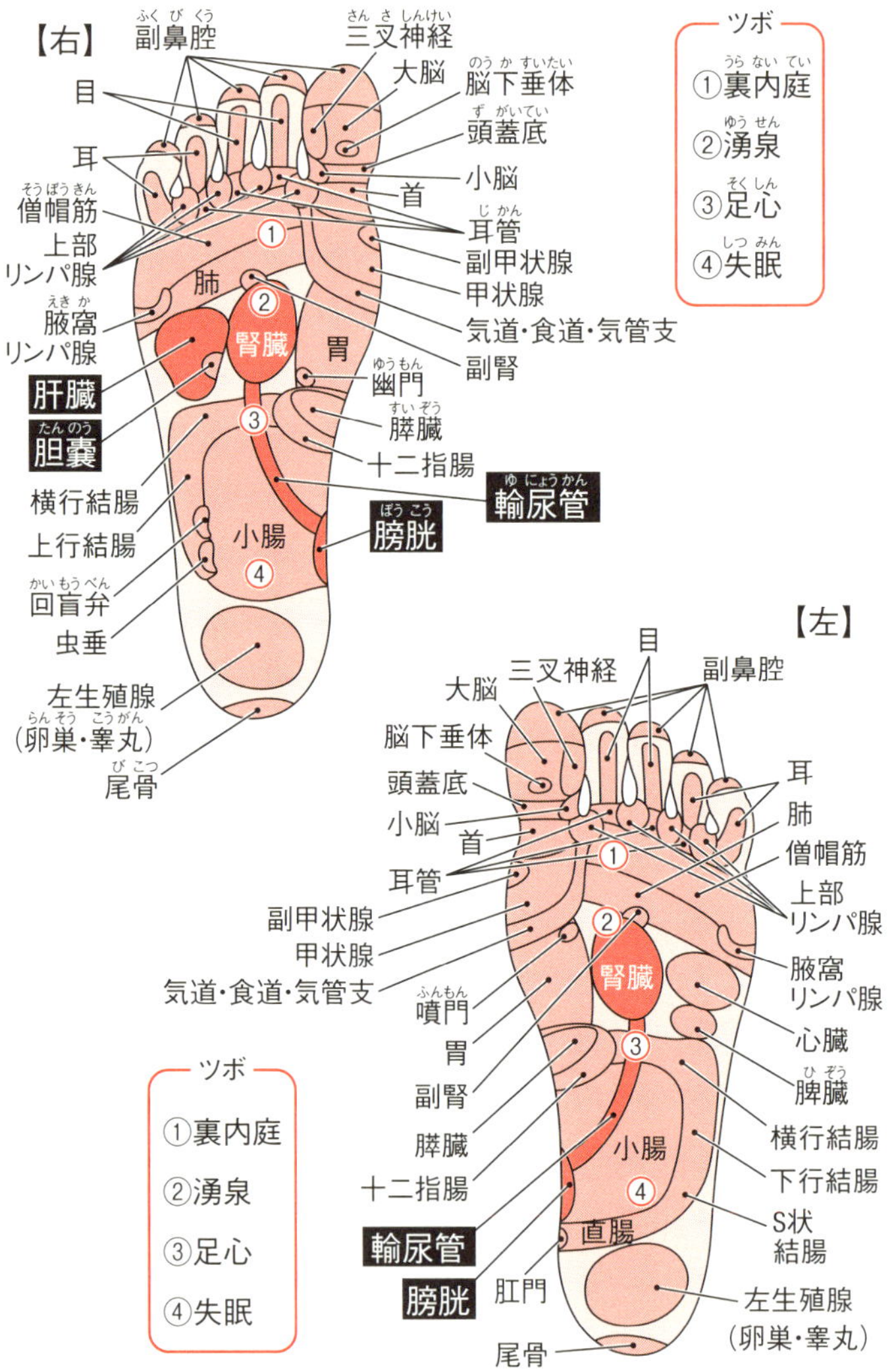

特に肝臓および胆嚢の反射区がこむらがえりに効果的だといわれています。

足の内側と外側のツボと反射区

ツボ

㉑解谿《かいけい》 ㉗金門《きんもん》 ㉝陽陵泉《ようりょうせん》
㉒丘墟《きゅうきょ》 ㉘申脈《しんみゃく》 ㉞梁丘《りょうきゅう》
㉓至陰《しいん》 ㉙崑崙《こんろん》 ㉟委中《いちゅう》
㉔通谷《つうこく》 ㉚懸鐘《けんしょう》
㉕束骨《そっこつ》 ㉛陽輔《ようほ》
㉖京骨《けいこつ》 ㉜足三里《あしさんり》

ツボ

⑤隠白《いんぱく》 ⑬水泉《すいせん》 ⑰陰陵泉《いんりょうせん》
⑥大都《たいと》 ⑭大鐘《だいしょう》 ⑱曲泉《きょくせん》
⑦太白《たいはく》 ⑮大谿《たいけい》 ⑲委中《いちゅう》
⑧公孫《こうそん》 ⑯三陰交《さんいんこう》 ⑳血海《けっかい》
⑨然谷《ねんこく》
⑩照海《しょうかい》
⑪中封《ちゅうほう》
⑫商丘《しょうきゅう》

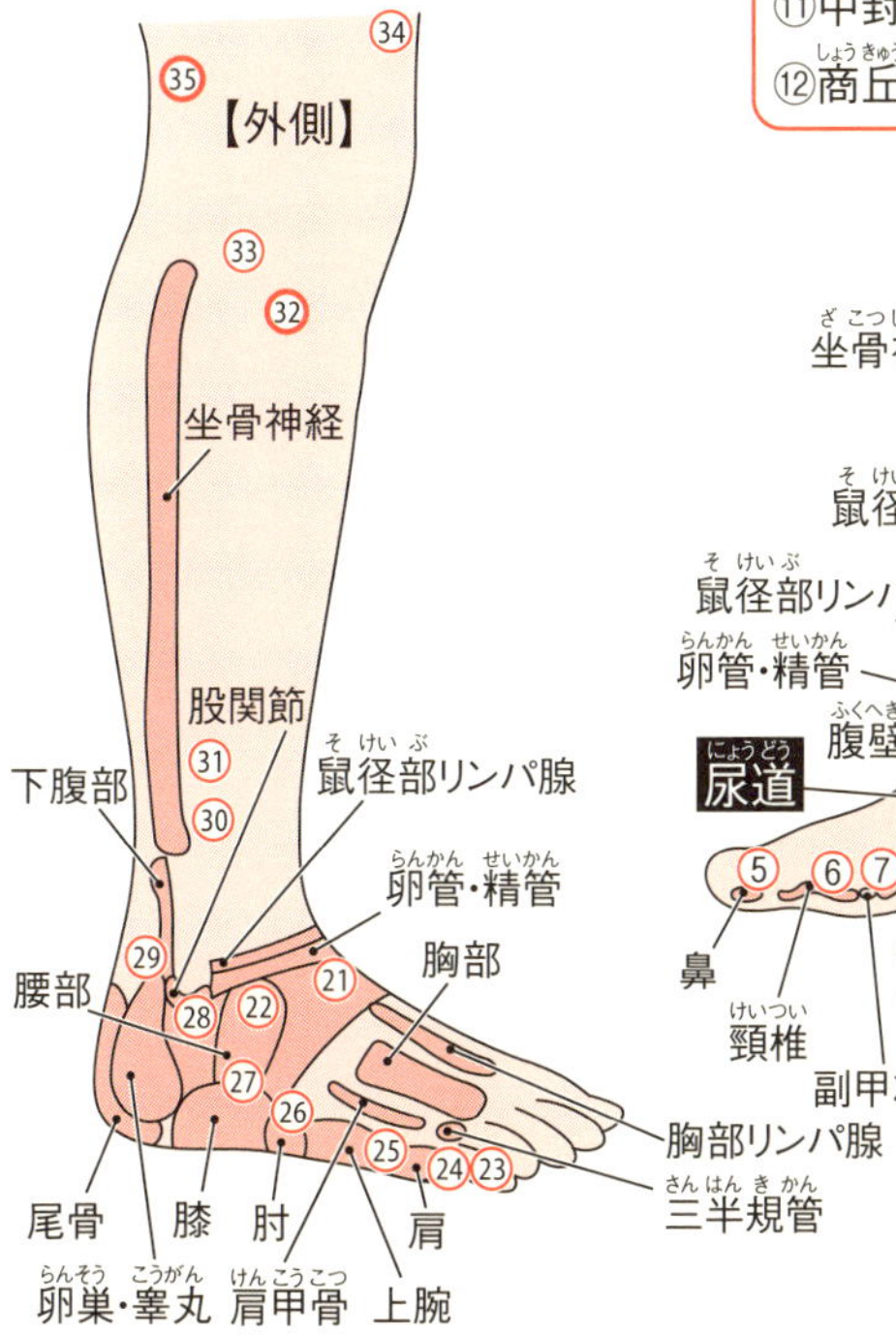

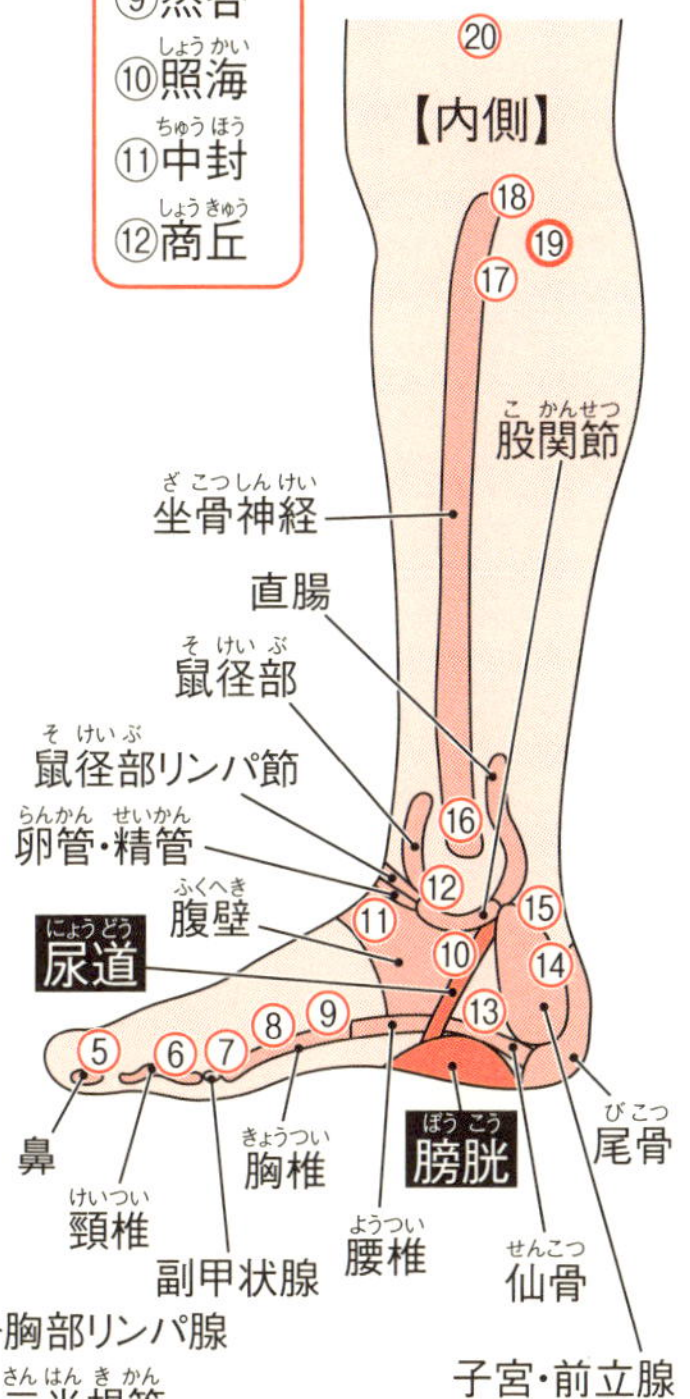

特に㉜の足三里と、㉟の委中が、こむらがえりに効果があるといわれています。

特に⑲の委中が、こむらがえりに効果があるといわれています。

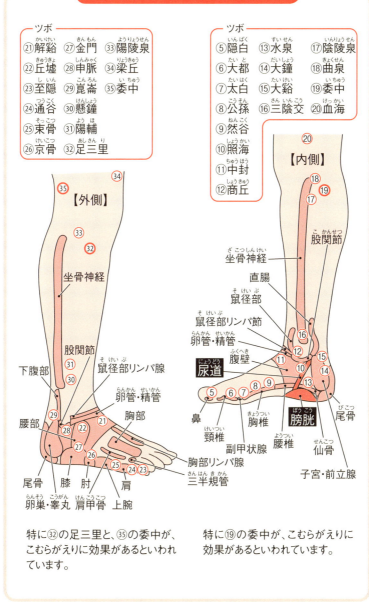

セルフケア 2

圧迫用のハイソックス

第2子を出産したばかりのBさん（35歳女性）。出産後も頻繁に、こむらがえりを起こしています。朝、だるい足をマッサージしていると、ふくらはぎの後ろの血管が立体的に浮き出ていることに気がつきました。検診の際に婦人科の先生に相談したところ、「下肢静脈瘤《かしじょうみゃくりゅう》ですね」といわれ、症状が軽いので様子をみることに。日常生活では圧迫用のハイソックスを履くことをすめられました。

◉血管を圧迫し、血流を促す

下肢静脈瘤《かしじょうみゃくりゅう》とは、足の静脈弁の機能不全により血液が逆流し、足の血管が浮き出たり、こぶのように膨らんでしまう病気です。加齢とともに特に女性に起こりやすく、妊娠・出産がきっかけになることが多いといわれています。そのほか、肥満、高血圧、糖尿病《とうにょうびょう》の人や、長時間立って働く人（美容師、調理師など）も、注意が必要です。強いかゆみや湿疹などの皮膚《ひふ》炎を引き起こすこともありますが、症状が軽い場合は、特に治療は行わず経過を観察します。

下肢静脈瘤によるこむらがえりは血行の促進を兼ねた圧迫用のハイソックスを履くことで、症状が軽減します。「メディカルソックス」「弾性ストッキング」「着圧ソックス」「サージカルソックス」などという名称でも販売されています。下肢静脈瘤以外でも、閉塞性《へいそくせい》動脈《どうみゃく》硬《こう》化《か》症《しょう》、高血糖《こうけっとう》や糖尿病など足の血流が悪くなることで起きるこむらがえりの予防には効果が期待できます。

下肢静脈瘤と圧迫用ハイソックス

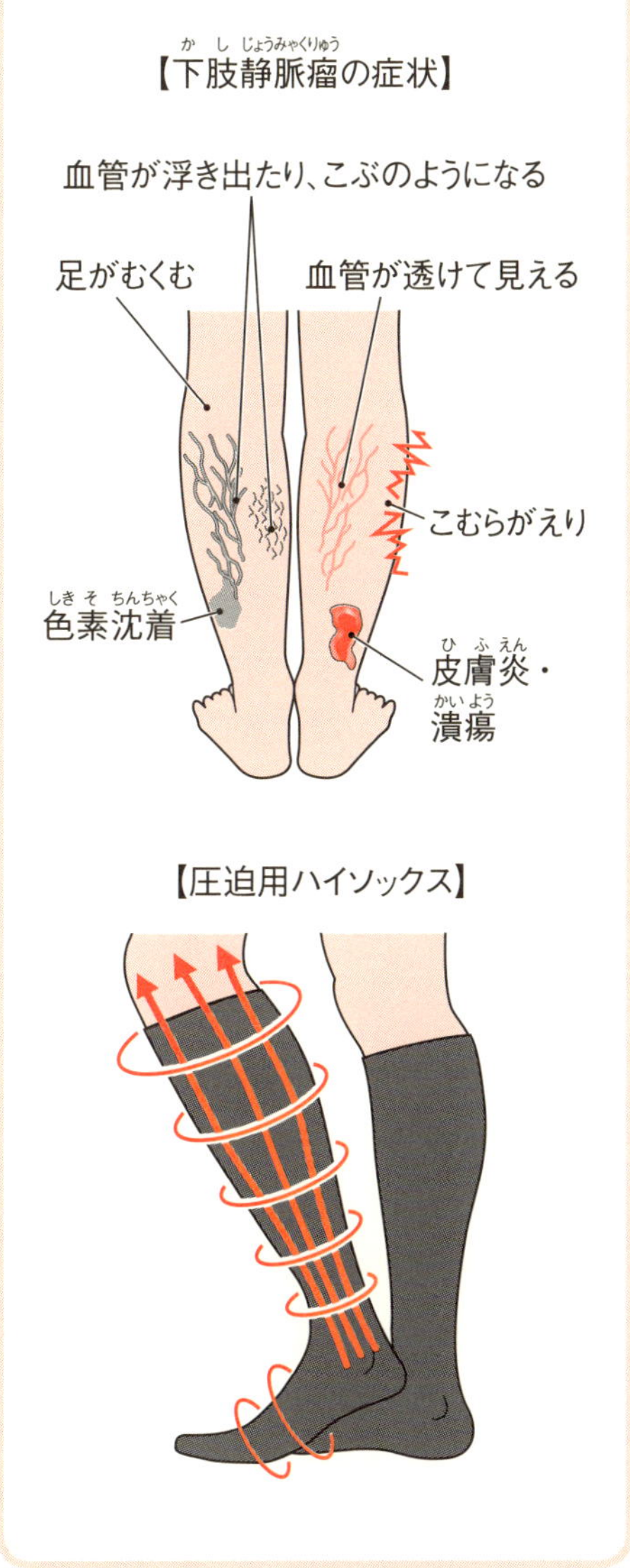

セルフケア 3

屈伸《くっしん》運動・ストレッチ

Cさん（25歳女性）は、ここ3か月ほど、就寝中のこむらがえりが続いていることが気になっていました。運動や立ち仕事など、足の筋肉に負担をかける原因がないにもかかわらず、症状が強く、筋肉を伸ばしたりマッサージを行ってもなかなか痛みが消えません。

産業医から血液検査と尿検査を指示され、検査したところ血糖値《けっとうち》がやや高いことが判明。「糖尿病予備軍《とうにょうびょうよびぐん》」といわれました。しばらくは血糖値をコントロールするよう指示され、ストレッチや運動をすすめられました。

◉ストレッチを習慣にして、足の血行を促す！

血糖値《けっとうち》が高い状態が続くと、電解質《でんかいしつ》のバランスに乱れが生じるとともに、血流が悪くなるため、こむらがえりを起こしやすいのではないかと推測されています。

血糖値が基準値を超えて継続的に高くなってしまった状態が糖尿病《とうにょうびょう》（→36ページ参照）です

が、糖尿病の症状が進行すると神経症状として、多くの人にこむらがえりが頻繁に起きることが知られています。足の神経症状はこむらがえりに始まり、徐々に進行し、そのうち足がしびれるようになり、痛みの感覚がなくなったり、ひどくなると壊疽《えそ》を起こすこともあるので注意が必要です。

足の血行を促進するためには、屈伸《くっしん》運動やストレッチを取り入れることが効果的です。

就寝中にふくらはぎが痛くなったときにも、ゆっくりとしゃがむ、立って歩くなど、意識して屈伸運動を行うことで、こむらがえりを予防できます。

屈伸運動（ストレッチ）

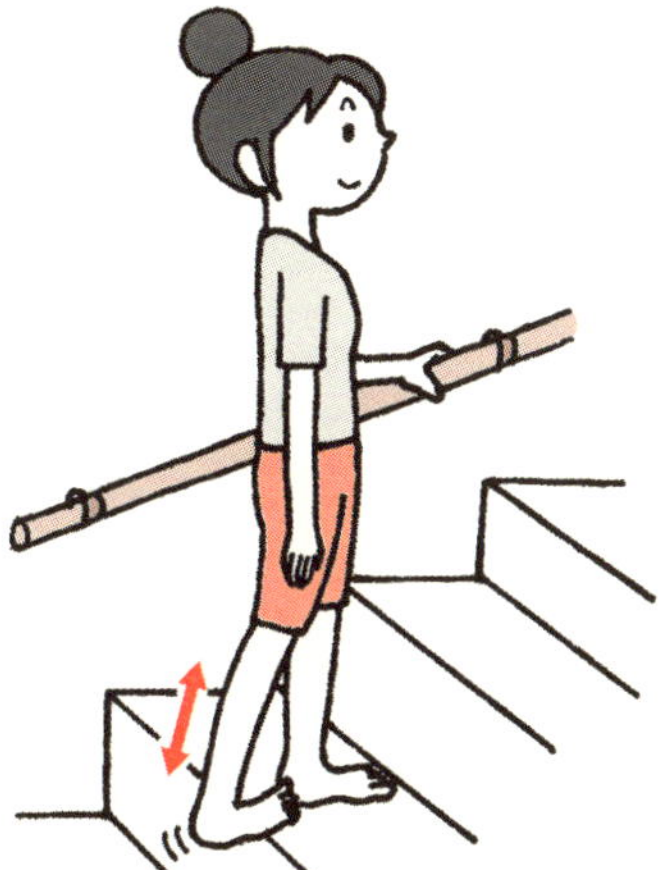

かかとを内・外側に交互に向けて、膝・足関節をストレッチ。

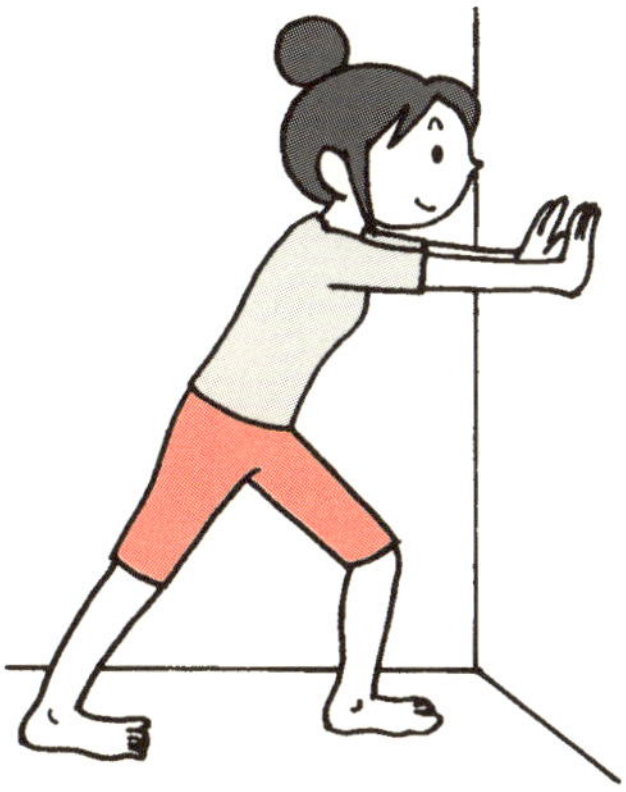

壁などに手をつきながら、アキレス腱を伸ばす。

セルフケア 4

冷えたとき、疲れたときは、足浴

Dさん（42歳男性）は、長時間のドライブ後や階段の上り下りの際、とんでもなく強烈なこむらがえりを起こして、身動きがとれなくなってしまうことがあります。冬場のゴルフや登山の帰りが多いのですが、夏でもクーラーのきいた部屋に長時間いたときなどに起こります。先日は、ゴルフの帰り道で運転中にこむらがえりを起こして運転できない状態に……。急きょ同乗者に運転を代わってもらい、途中の日帰り温泉に飛び込み、足浴で難を逃れました。

◉予防・対策には、保温がポイント

足が冷えることで、こむらがえりが起こりやすくなります。冬場のゴルフや登山、スポーツなどでこむらがえりが起きるのは、筋肉疲労や脱水症状に足の冷えが重なることが原因です。就寝中のこむらがえりが多いのは、就寝時の「不感蒸泄《ふかんじょうせつ》」（無自覚のうちに体の水分が蒸発すること）に加えて、明け方に気温が下がったり、いつの間にか足が布団から出ていたりすることが、引き金になります。

こむらがえりの予防・対策としては保温が大切。寝ているときには無理ですが、日中ならバケツやたらいにお湯を汲んで足浴を行うのがおすすめです。温める効果だけでなく、筋肉の疲労回復も期待できます。

就寝前には、入浴や足浴で十分足を温めケアしましょう。ただし、「足を冷やさないように」と布団を重ねすぎたり、厚着をして寝ると、汗をかくことでかえって脱水症状を起こす危険もあるので、ほどほどに……。

足浴

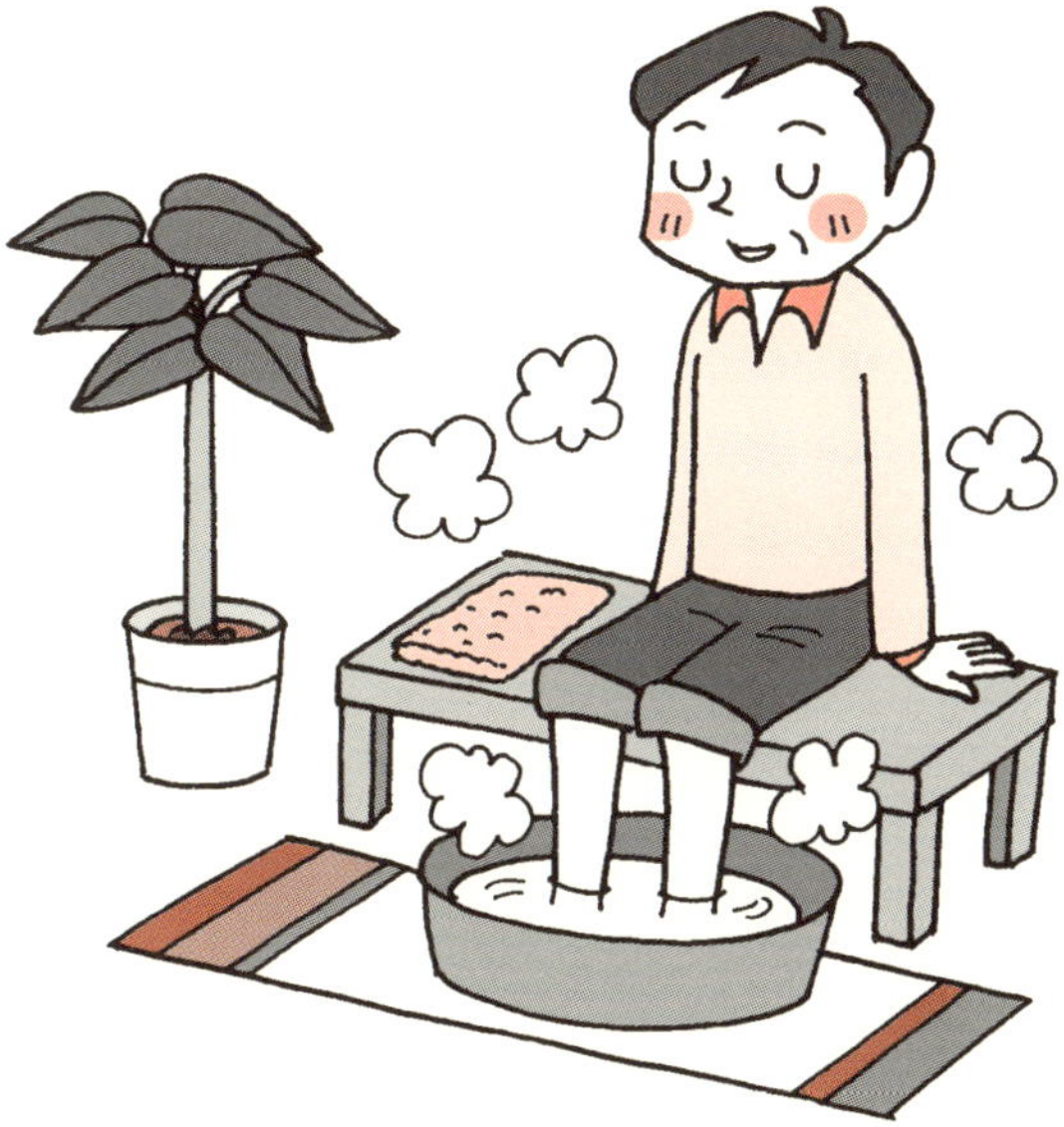

対処法
その3

薬物療法

原因を検査・診断したうえで、症状がひどいケースには薬物療法が検討される

こむらがえりは健康な人にも起こりますが、病気によっても起きやすくなります。こむらがえりの背景に、糖尿病《とうにょうびょう》（→36ページ参照）、腎臓病、肝臓病などによる代謝異常《たいしゃいじょう》、腰椎椎間板《ようついついかんばん》ヘルニア（→42ページ参照）、腰部脊柱管狭窄症《ようぶせきちゅうかんきょうさくしょう》など脊椎《せきつい》の病気（→50ページ参照）、動脈硬化《どうみゃくこうか》（→58ページ参照）など血管の異常が隠れていることは珍しくありません。頻繁にこむらがえりが起きる、だんだんつる症状がひどくなるという場合は、できるだけ早く、内科、循環器科、整形外科、神経内科などで相談することをおすすめします。

病気の治療が必要な場合や、病気が原因ではないけれども、あまりに症状がひどいケースでは、こむらがえりを抑える薬物療法が行われることがあります。薬物療法では、消炎・鎮痛作用のある塗布薬・貼付薬、筋肉の緊張をやわらげる薬（筋弛緩薬《きんしかんやく》）、代謝や血流を促す薬など

が使われます。原因となっている病気や、症状の強さ、年齢などによって、使われる薬がちがいます。いくつかの薬を同時に処方されることもあります。

また、漢方薬も頻繁に使われています。漢方薬のなかで特にこむらがえりに有効といわれているのが「芍薬甘草湯《しゃくやくかんぞうとう》」で、医療機関でもよく処方されています。芍薬甘草湯とミネラルバランスを整えるサプリメントなどが、一緒に処方されることもあります。ドラッグストアでも手に入るので、ほかに病的な症状がなく、スポーツ時のこむらがえりなどに悩んでいる人は、試してみる価値はあるでしょう。

人によって効果の差はありますが、これらを試していくことで、こむらがえりが起きないように予防したり、症状を抑えることができます。

ただし、薬物療法には副作用があったり、ほかに持病があったり、別の薬を飲んでいると使えない薬もあるので注意が必要です。たとえ漢方薬や市販されている薬でも、自己判断で使用せず、医師や薬剤師に相談しながら上手に使いましょう。

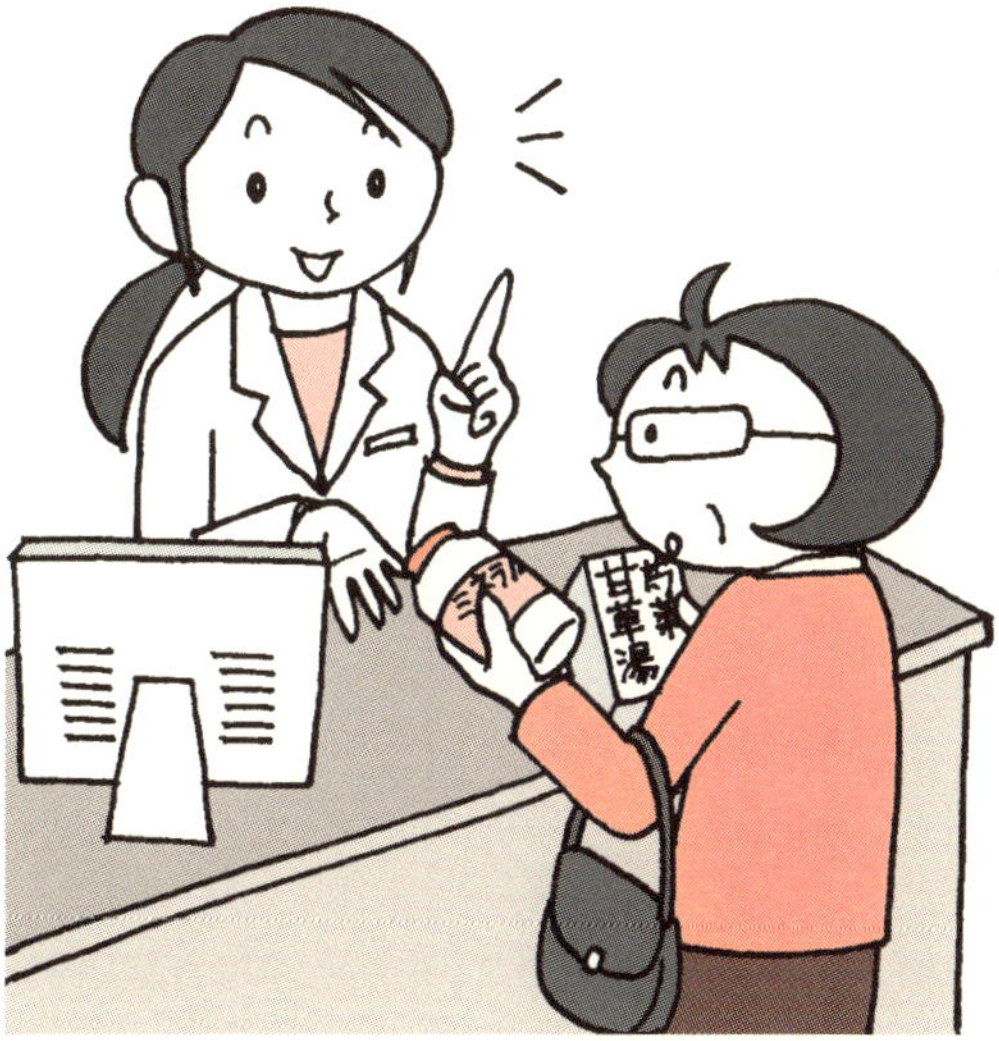

薬物療法 1

代表的な漢方といえば「芍薬甘草湯《しゃくやくかんぞうとう》」

以前からたびたび足がつり、気になっていたAさん（78歳女性）。この冬から足の裏、ふくらはぎ、内ももなどの下半身だけでなく、腹筋や背筋もつることがあり、痛みに苦しんでいます。「痛くてつらい」と内科で相談したところ、特に病的な原因がみつからないということで、「芍《しゃく》薬甘草湯《やくかんぞうとう》（商品名：ツムラ68）」という漢方薬を処方されました。飲み始めて2週間で、つる症状が出る頻度がかなり減りました。こむらがえりが起きたときも、枕元に用意してある芍薬甘草湯を飲まずになめると、すぐに症状が引くと感じています。

●筋肉の痙攣《けいれん》に効くといわれている漢方薬

芍薬甘草湯《しゃくやくかんぞうとう》は、昔から登山をする人にはよく知られた漢方薬です。痛みを緩和する作用をもつ「芍薬」と「甘草」が成分で、一般的には煎じる必要のない乾燥エキス剤が使われます。緊張をゆるめて痛みをやわらげる作用があり、特に差し込むような急激な痛み、筋肉の痙攣に有効だと考えられています。登山やスポーツなどを行う際など、事前に内服しておくと予防効果があります。睡眠中にこむらがえりを起こす人は、就寝前に服用するといいでしょう。

飲まずになめると速効性があり、こむらがえりが起きたときにも鎮静効果が期待できるので、スポーツなどで筋肉疲労を感じた日には、万が一に備えて枕元に置いておくと安心です。

ただし、常用すると低カリウム血症や、高血圧になる可能性が高いので、継続して内服するときには注意が必要です。

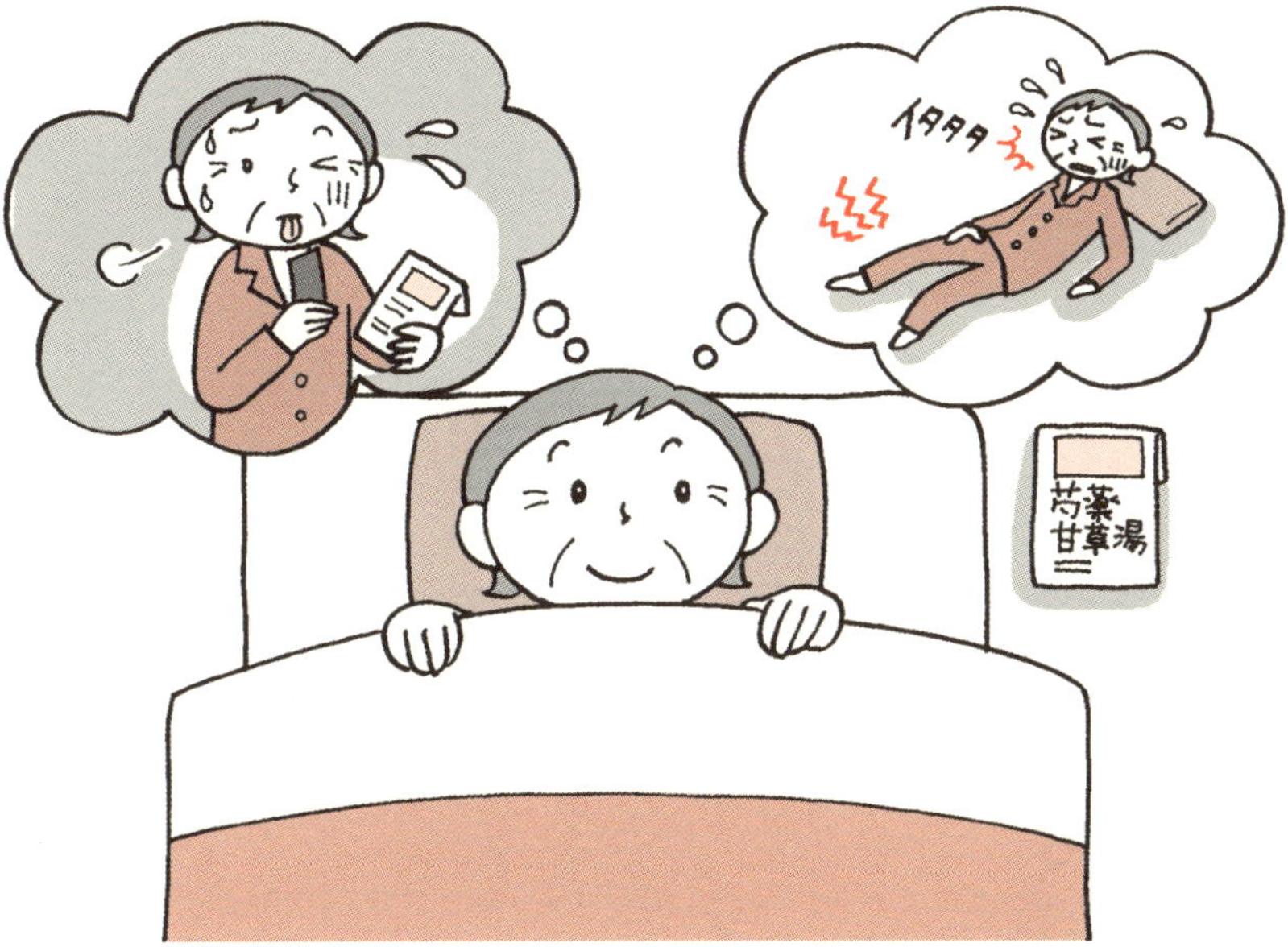

薬物療法 2

痛みをしずめる「インドメタシン」

ホテルマンとして働くBさん（48歳男性）は晩酌を欠かさないお酒好き。飲みすぎのせいか、ときどき就寝中にこむらがえりを起こすので困っています。ある日、思い切ってお酒を控えたにもかかわらずこむらがえりが起きたので、友人の医師に相談したところ、「フロントでの立ち仕事による筋肉疲労も原因なのではないか」と指摘され、就寝前に「インドメタシン（商品名：インテバン軟膏《なんこう》）」でふくらはぎをマッサージすることをすすめられました。

●予防にも、症状の軽減にも効果がある

「インテバン軟膏」は皮膚《ひふ》に塗ることで痛みや疲労をしずめることができる外用消炎鎮痛剤《がいようしょうえんちんつうざい》です。炎症の原因となるプロスタグランジンの生合成を阻害することで痛みをやわらげる働きがある非ステロイド抗炎症剤（ステロイドではない炎症をしずめる薬）のインドメタシンが主成分で、軟膏やクリームのほか、外用液もあります。皮膚から患部に浸透し血行を促進するた

め、肩こり、筋肉痛、神経痛などに効果があることが知られており、筋肉疲労をほぐす作用があるため、こむらがえりにも効くのだと考えられています。

副作用は比較的少ないといわれていますが、微量ながら薬効成分が全身に吸収されます。喘息《ぜんそく》などアレルギーがある人、妊娠中の人は使用を控えるか、医師に相談してから使用しましょう。

こむらがえりの予防はもちろん、「あれ？ つりそう」というときにも、インテバン軟膏をマッサージするようによくもみこむと、症状が軽いうちに治まるという人もいます。

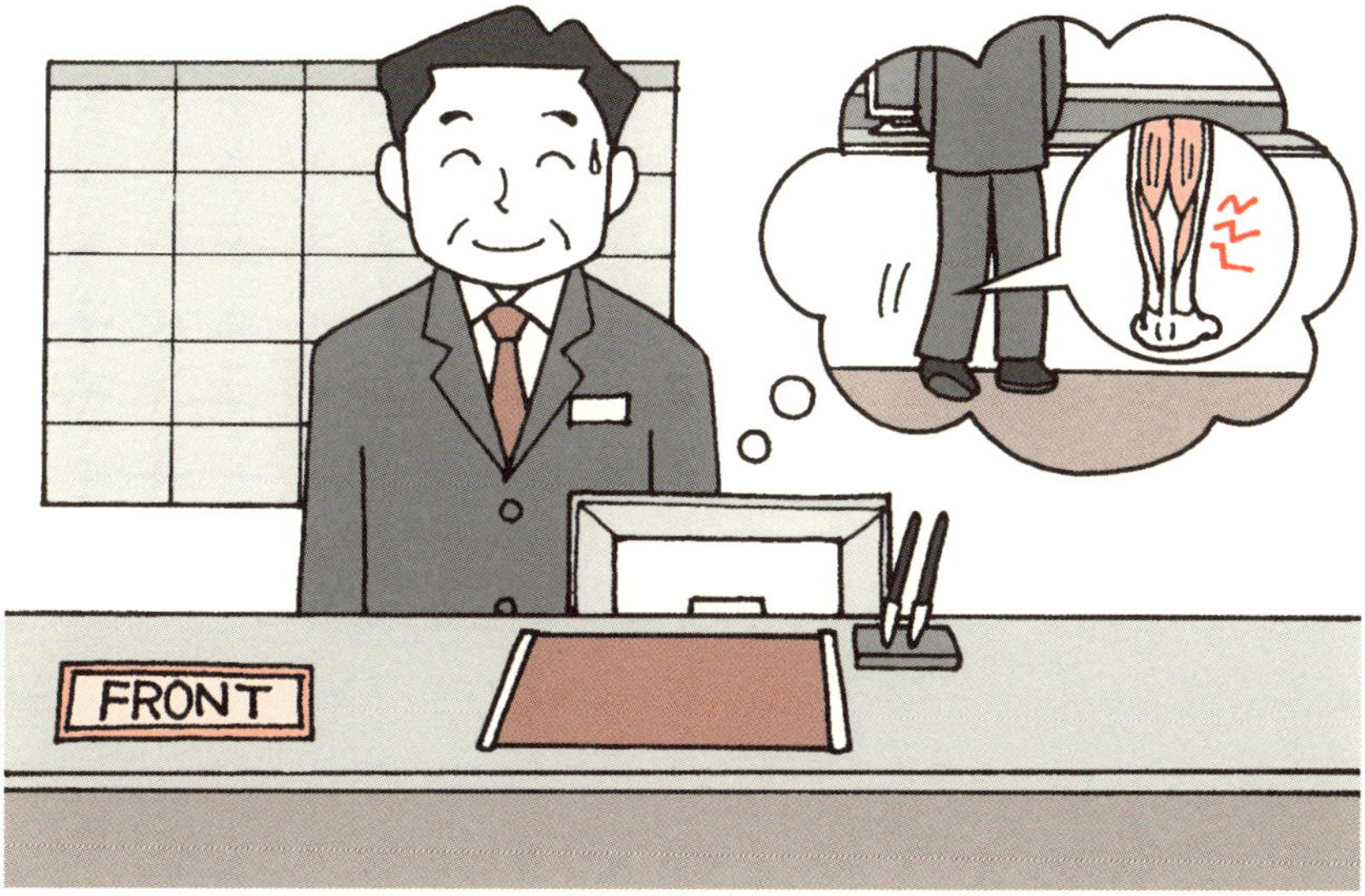

消炎鎮痛作用のある「フェルビナク」

ゴルフが趣味のCさん（58歳男性）は、ゴルフをやった翌日、早朝のこむらがえりに悩まされています。痛みが長引き、1〜2日回復しないこともあります。軽い腰痛もあり、健康診断で「腰《よう》部《ぶ》脊柱管狭窄症《せきちゅうかんきょうさくしょう》」の可能性を指摘されていたため、整形外科を受診。腰部脊柱管狭窄症については、「軽度なので、運動療法などを行いながら経過をみましょう」という診断でしたが、「痛むときに使ってください」と、「フェルビナク（商品名：スミルスチック）」を処方されました。

●関節や筋肉の痛みをやわらげ、長引く痛みにも効果がある

「スミルスチック」は非ステロイド抗炎症剤で、痛みの原因物質がつくられるのを抑えることで腫れや痛みをやわらげるフェルビナク製剤の一種です。スミルスチックのほかにフェルビナクを主成分にした薬としては、「ナパゲルン」「セルタッチ」などが知られており、軟膏、クリーム、パップ剤、ローションなどがあります。

スミルスチックは、通常、1日1回～数回適量を患部に塗ってすりこみます。薬が皮膚から吸収され、筋肉、関節などにも作用するので、変形性関節症、腱鞘《けんしょう》炎《えん》、筋肉痛などの治療にも使われています。こむらがえりにも効果があり、特になかなか痛みがひかないときに塗りこむと、痛みがひくといわれます。

ただし、喘息《ぜんそく》の人は使用できないので、アレルギー体質の人は医師に相談が必要です。また、妊娠中の人が大量または長期間用いると、胎児に悪影響が出ることがあります。妊婦、現在妊娠の可能性がある人は、医師に報告してください。

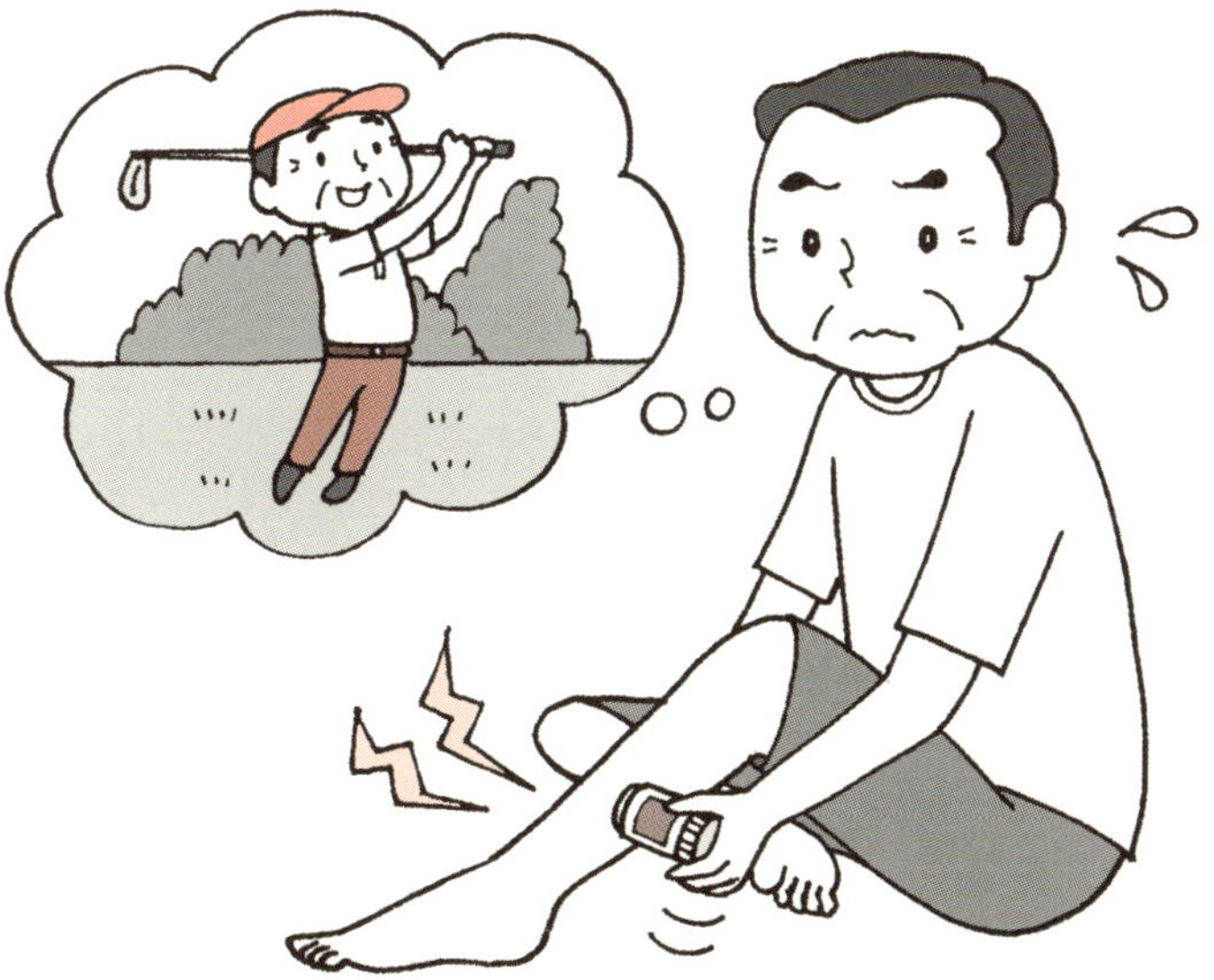

薬物療法 4

筋肉疲労に効く「タウリン」

1年前に慢性肝炎《まんせいかんえん》と診断されたDさん（63歳男性）。肝硬変《かんこうへん》にならないように、生活習慣に気をつけ、アルコールも控える生活を送っています。ところが最近、頻繁にこむらがえりを起こすようになりました。特に就寝中は、両手両足に強く起こることが増え、睡眠不足に悩んでいます。友人の医師から「タウリンを含むドリンク剤を飲むといい」とすすめられ、毎日1本飲むようにしたところ、劇的にこむらがえりが減りました。

●肝炎による筋肉中のタウリン減少が、こむらがえりの原因

タウリンは主に肝臓で代謝《たいしゃ》されるアミノ酸です。体内のタウリンは神経や臓器・組織に広く分布していますが、その70％以上は筋肉中に含まれているといわれています。タウリンが不足すると神経や筋肉の痙攣《けいれん》が起こりやすくなり、こむらがえりの原因のひとつに考えられています。

慢性肝炎《まんせいかんえん》や肝硬変《かんこうへん》などで肝臓の機能が低下すると、タウリンがうまく代謝されなくなり、血中のタウリン量が減少し、こむらがえりが起きやすくなります。慢性肝炎の約5割、肝硬変の約8割の患者にこむらがえりが起きるという報告もあります。

タウリン量の低下によるこむらがえりは、出産前後の女性にも頻発します。胎児や乳幼児は大量のタウリンを必要とするため、母体のタウリンがとられるからです。

タウリンを摂取することで血中濃度が上昇すると、こむらがえりが起きにくくなることが知られています。市販されているドリンク剤でもタウリンを多く含んでいるものがありますが、肝硬変や糖尿病《とうにょうびょう》など原因疾患がはっきりしている場合は、主治医に相談して処方してもらうほうがよいでしょう。

タウリンを多く含む食品

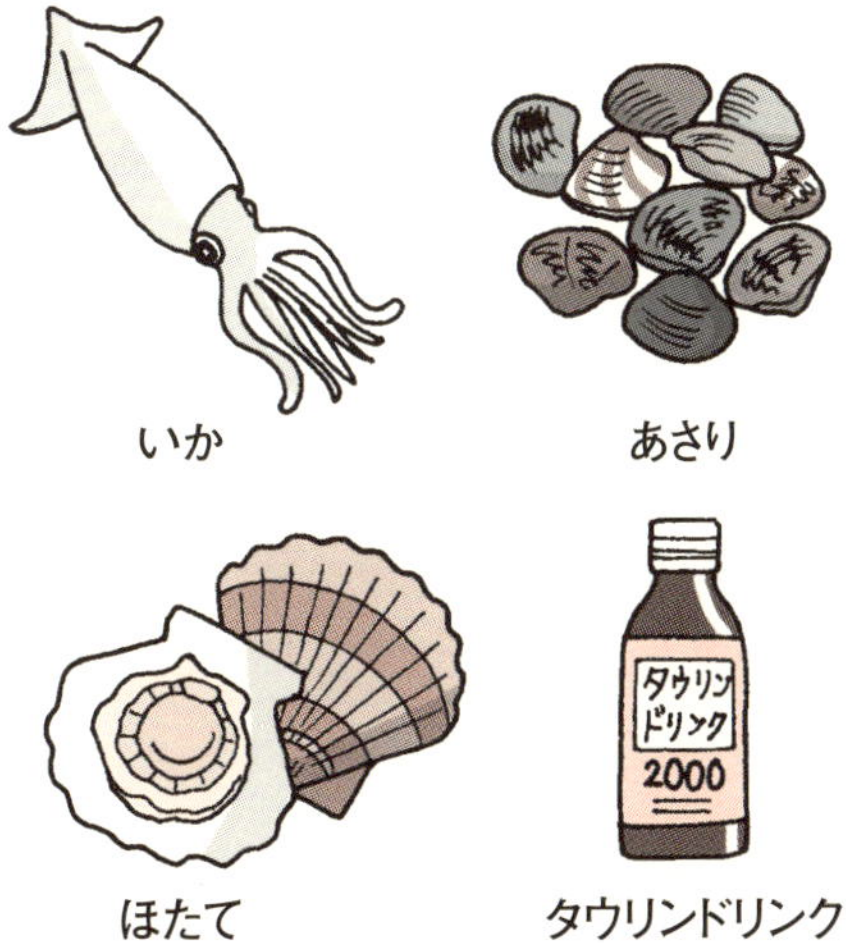
いか
あさり
タウリンドリンク
2000
ほたて
タウリンドリンク

薬物療法 5

カルシウムの吸収を促す「ビタミンD3」

Eさん（56歳女性）は閉経後、ときどきこむらがえりを起こしていましたが、症状は軽く、「よくあること」と放置していました。ところが、ある日、少し転んだだけで骨折してしまい、「骨《こつ》粗《そ》鬆症《しょうしょう》」と診断され、大ショック……。治療のため「ビタミンD3製剤」を処方されたのですが、飲み始めてから、こむらがえりも減ったと感じています。

◉カルシウムの吸収を助けるビタミンD3は、こむらがえりにも有効！

閉経後の女性はミネラルバランスの崩れにより、こむらがえりを起こしやすくなります。同様の理由から、「骨《こつ》粗《そ》鬆症《しょうしょう》」に至ることもあるので、注意が必要です。

魚やキノコなどに多く含まれるビタミンDは、骨の発育や筋肉の収縮に必要なカルシウムの吸収を促進します。18歳以上の人の摂取量の目安は5・5マイクログラム（μg）です。

骨の形成に重要な役割を果たすので、骨粗鬆症の治療薬として、ビタミンD3製剤（一般名：アルファカルシドール、カルシトリオールなど）が処方されることがあります。カルシウムは筋肉の収縮にも関係しているため（↓12・82ページ参照）、ビタミンD3製剤は、こむらがえりにも有効であると考えられてきました。ただし、血液中のカルシウム量の増加により、全身倦怠感などの副作用があらわれる場合もあります。慢性化すると、尿路結石や腎障害も起こすので注意が必要です。

ビタミンD3製剤を長期服用している人は、少なくとも半年に一度は尿検査・血液検査でカルシウム濃度を測定してもらうとよいでしょう。

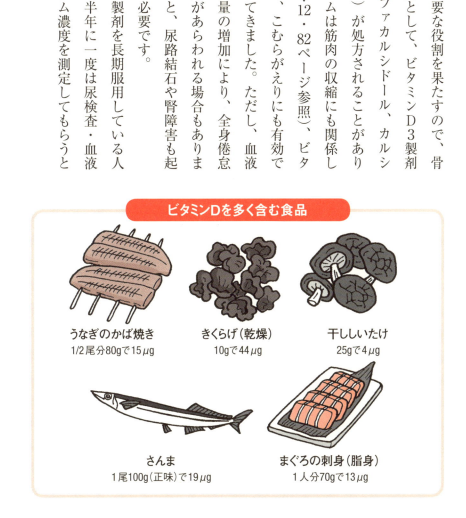

ビタミンDを多く含む食品

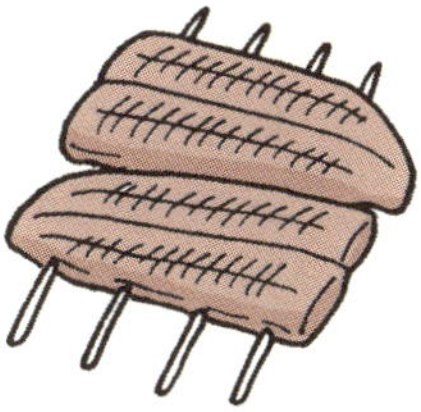

うなぎのかば焼き
1/2尾分80gで15μg

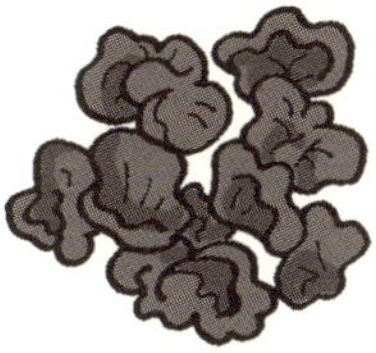

きくらげ（乾燥）
10gで44μg

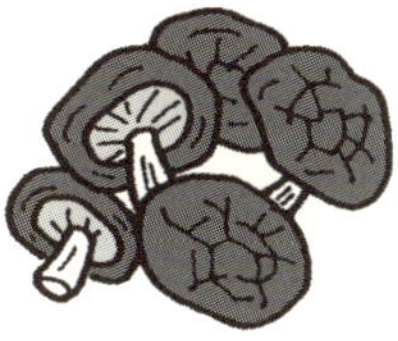

干ししいたけ
25gで4μg

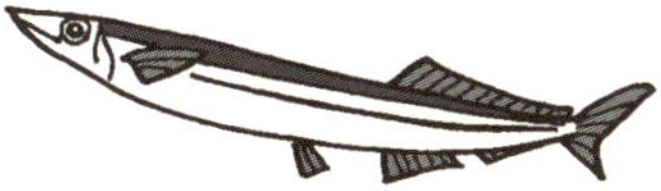

さんま
1尾100g（正味）で19μg

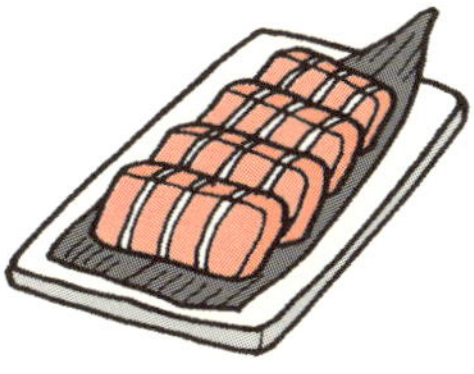

まぐろの刺身（脂身）
1人分70gで13μg

薬物療法 6

痛みを緩和する「ジアゼパム」

腰部脊柱管狭窄症《ようぶせきちゅうかんきょうさくしょう》と診断されているFさん（78歳女性）は、だんだん間欠跛行《かんけつはこう》の症状がひどくなってきました。立っているだけでも疲れ、足がピリピリと痙攣《けいれん》します。しかも少し歩いた日は、夜中にこむらがえりが起きてしまうため、睡眠不足にも悩まされています。最近では歩くのがおっくうになってしまい、ひきこもりがち。日中でも元気がない様子に家族が心配し、主治医に相談したところ、「ジアゼパム（商品名：セルシン）」を2ミリグラム処方されました。こむらがえりが少なくなっただけでなく、間欠跛行の症状も緩和されて、みちがえるほど元気になりました。

◉筋肉の緊張緩和のため、芍薬甘草湯《しゃくやくかんぞうとう》とともに処方される

腰部脊柱管狭窄症《ようぶせきちゅうかんきょうさくしょう》の患者さんには、頻繁に起きるこむらがえりや、歩行中の足のしびれで悩む人が珍しくありません。

症状緩和のために処方されるジアゼパムは、ベンゾジアゼピン系の精神安定剤（マイナートランキライザー）で、抗不安薬と呼ばれることもあります。商品名としては「セルシン」「ホリゾン」などが知られています。

痛みや緊張をやわらげ自律神経の働きを安定化する、筋弛緩《きんしかん》作用、抗痙攣《こうけいれん》作用などをもっているため、こむらがえりにも有効だと考えられており、芍薬甘草湯などと一緒に処方されることがあります。夕食後か就寝前に1日1回内服することで、「楽に眠れるようになった」という人が少なくないようです。

同様の薬効があるベンゾジアゼピン系の薬剤には、「アルプラゾラム（商品名：ソラナックス、コンスタン）」「クロナゼパム（商品名：ランドセン、リボトリール）」などがあり、鎮痛が目的で処方されることがあります。

ただし、ベンゾジアゼピン系の薬剤には「ボーっとしてしまう」「眠くなる」などの副作用もあります。また、むやみに量を増やしたり、継続して飲み続けると、依存性が高まることも知られているので、服用には注意が必要です。

薬物療法 7

強い鎮痛作用がある「フェンタニル」

甲状腺がん治療中のGさん（36歳女性）。グーッと背中を伸ばしたときなどに、急に首が引っくり返るような感覚があったり、腕がつって動かなくなることがあります。痛みが強く、他の薬での効果がなく、生活にも支障が出てきたため主治医に相談したところ、「フェンタニル貼付剤（商品名：デュロテップMTパッチ）」が処方されました。

◉強い痛みにも効く、オピオイド鎮痛剤

副甲状腺ホルモンは、血中カルシウム濃度の上昇を促すホルモンです。副甲状腺ホルモンの機能が低下すると、血中カルシウム濃度も低下するので、手足のしびれ、こむらがえり、痙攣《けいれん》発作などの原因になります。そのため、がん治療中の人などは、しばしば強いこむらがえりに悩まされることがあるのです。

フェンタニル貼付剤は、フェンタニルを有効成分とするオピオイドと呼ばれる強い鎮痛薬で

す。中枢《ちゅうすう》や末梢《まっしょう》に広く分布するオピオイド受容体に作用し、痛みの神経伝達を抑制する作用があります。

代表的なオピオイド系鎮痛薬として知られているのが、モルヒネです。フェンタニルは、モルヒネをしのぐ強い鎮痛効果があるにもかかわらず、便秘や眠気、せん妄などの副作用が少ないというメリットがあります。

フェンタニル貼付剤は、皮膚からゆっくり吸収される持効性の貼り薬で、一度貼れば1~3日ほど効果が持続します。これまでがんの痛みのコントロールにのみ処方されていましたが、こむらがえりなどにも効くことがわかってきて、がん以外の慢性的な痛みに対しても処方されるようになりました。ただし、安易な使用は好ましくないので、処方を熟知した医師に相談し、上手に使いましょう。

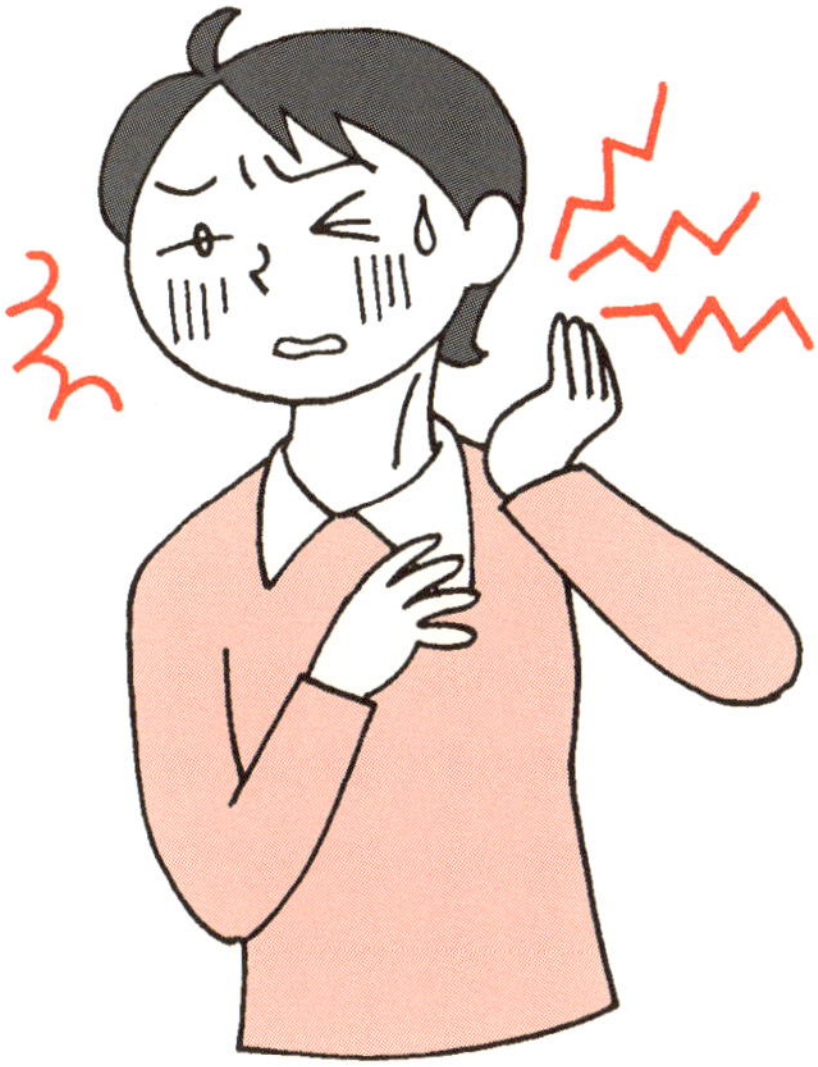

薬物療法 8

スポーツ時におすすめの「クエン酸」

Hくん（10歳男性）は、地元のサッカーチームで活躍する元気な少年。将来は「サッカー選手になりたい」と練習に励んでいますが、足がつりやすく、試合中にときどき退場になってしまうのが悩みの種。怪我をした際にお世話になった整形外科医に相談したところ、「クエン酸」の摂取をすすめられました。

◉カルシウムやマグネシウムの働きを助ける

筋肉がつる背景として、筋肉が過緊張状態と低カルシウム状態になっていることが考えられます。特にスポーツ中は、骨格筋を動かす際にカルシウムが放出されるため、筋肉がつりやすくなります。そんなときおすすめなのがクエン酸です。クエン酸にはカルシウムの吸収を助け、骨格筋の動きをスムーズにする働きがあります。

いちばん手軽なのがクエン酸入りのスポーツドリンクですが、最近ではクエン酸入りのキャンディなども販売されているほか、普通の薬局やドラッグストアでクエン酸そのものを購入することもできます。スポーツの前などに、コップ1杯の水に耳かき1杯程度のクエン酸を溶かして飲むといいでしょう。またはクエン剤そのものを同量内服する方法もあります。

食品では、梅干し、レモンなどにもクエン酸が含まれています。梅干しやレモンをそのまま食べてもよいのですが、ひと工夫して、自家製の梅酢ドリンクやレモンのはちみつ漬けをつくるのもおすすめです。

クエン酸がとれる自家製ドリンクの作り方

◎梅酢ドリンク

（材料）

梅 …… 1kg
氷砂糖 …… 0.8～1kg
酢 …… 1.8リットル

（作り方）

①梅の実は洗ってヘタをとり、表面の水分をふきとる。
②清潔なビンに、梅の実と氷砂糖を交互に入れて、酢を注ぐ。
③1か月後から飲めるが、半年くらい置くとまろやかになる。

（飲み方）

梅酢を水や炭酸水で割って、梅酢ドリンクにして飲む。

◎レモンとはちみつのドリンク

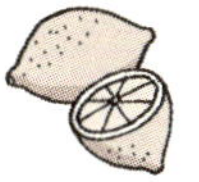

（材料）

・レモン（無農薬のもの。そうでない場合はよく洗うか、皮をむく）
・はちみつ

（作り方）

①レモンを3ミリの厚さに切る。
②清潔なビンに、レモンとはちみつを交互に入れる。
③冷蔵庫で1～2日寝かせる。

（飲み方・食べ方）

漬けたレモンとはちみつを水や炭酸水、お湯で割る。

（注意）酸に強い容器を使うこと。

高血圧の人に「クエン酸カリウム・クエン酸ナトリウム」

マラソンが趣味で、学生時代には駅伝などに出場していたこともあるIさん（47歳男性）は、こむらがえり予防のため、レース前、レース中、レース後に「芍薬甘草湯《しゃくやくかんぞうとう》」を飲んでいました。しかし、最近少し気になっていた血圧が上昇。健康診断で高血圧とわかり、芍薬甘草湯の副作用の可能性も指摘されてしまいました。

主治医と相談し、「クエン酸カリウム・クエン酸ナトリウム水和物配合剤（商品名：ウラリット配合錠）」という薬を処方してもらうことになりました。

◉梅干しと似た成分で、疲労回復にも効く！

痛風や酸性尿の改善に使われる「ウラリット配合錠」（「ウラリットU配合散」もある）の主成分はクエン酸カリウムとクエン酸ナトリウム。クエン酸には乳酸の蓄積を抑える作用があり、疲労回復にもよいといわれています（↓86・120ページ参照）。

筋肉痛や筋肉疲労の予防のため、駅伝やマラソンの選手などにも、ウラリットを服用している人が多いそう。もちろん、カルシウムなどのミネラル吸収を高める効果も期待できます。

特に、血圧が高く芍薬甘草湯《しゃくやくかんぞうとう》が使用できない人は、ウラリットがおすすめです。ただし、クエン酸カリウムも含まれているので、腎不全《じんふぜん》などカリウム排出機能に障害のある人は、高カリウム血症や心不全を引き起こすことがあるため、服用できません。高カリウム血症は、無症状のまま進行するので、注意しましょう。

そのほか、肝障害、尿路感染症、妊娠または授乳中の場合や、他の薬を使っている人は、主治医とよく相談してください。

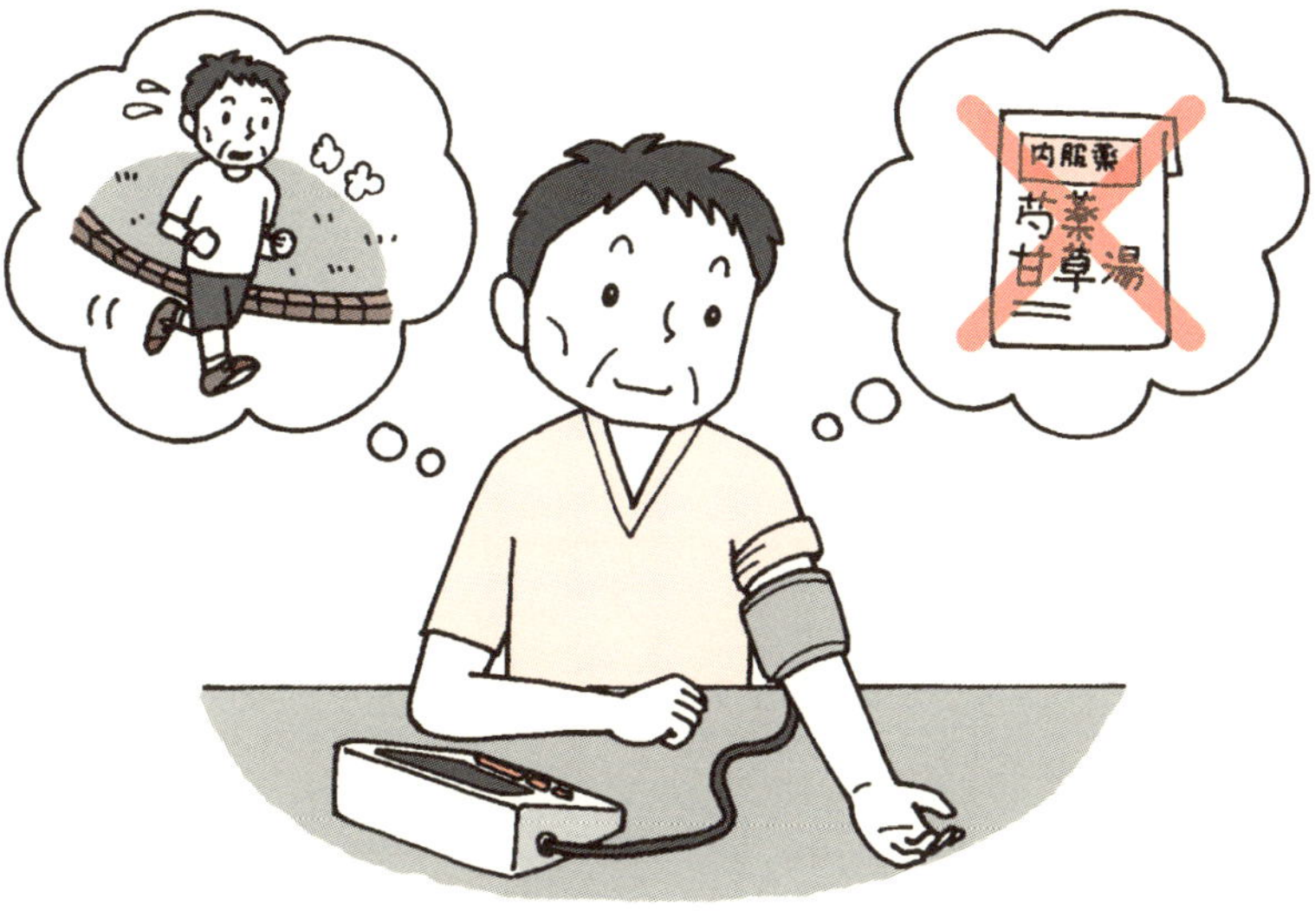

腎《じん》不《ふ》全《ぜん》・肝《かん》硬《こう》変《へん》の人に「レボカルニチン」

若いときから大酒飲みで、健康管理などかえりみなかったJさん（65歳男性）。10年以上前に糖尿病《とうにょうびょう》の診断を受けましたが、接待などでお酒を飲む機会が多く、自覚症状もなかったので、そのまま放っていました。その結果、糖尿病性腎症《じんしょう》による慢性腎不全《まんせいじんふぜん》になってしまい、2年前から定期的に人工透析を受けています。最近、透析中にひどいこむらがえりを起こすようになり、透析のたびに「痛い、痛い」と訴えています。

主治医が試しに「レボカルニチン（商品名：エルカルチン）」を処方したところ、症状が治まりました。以前より体調もよくなり、「身体が楽になった」と嬉しそうです。

◉代謝《たいしゃ》を促進し、筋肉の痙攣《けいれん》を抑制するレボカルニチン

レボカルニチンは、特殊なアミノ酸の一種で、体内の脂肪を燃焼してエネルギーに変えるための必要不可欠な栄養素です。レボカルニチンは脂肪を筋肉細胞にあるミトコンドリアへ運び

ます。そこで酸素と糖質が脂肪と合わさることで、脂肪が筋肉を動かすエネルギーに変わるのです。

肝臓と腎臓で合成され腎臓で再吸収されるため、腎機能が低下している人や人工透析を受けている人は、しばしばレボカルニチンが不足してしまいます。また、レボカルニチンは、20歳代をピークに加齢とともに減少することが知られています。

レボカルニチンが不足すると、筋細胞でのエネルギー代謝がうまくいかなくなり、こむらがえりや筋肉痛・筋力低下などの症状があらわれやすくなります。レボカルニチンを補充することで透析中の筋肉の痙攣《けいれん》が抑制できることがわかり、透析患者にレボカルニチンが処方されるようになりました。レボカルニチンが医療機関で処方される際には内服薬と注射薬があります。肝臓の代謝があがるため、肝硬変《かんこうへん》の人の症状が緩和されることも報告されています。

レボカルニチンは脂肪の燃焼を助けるため、ダイエットにも有効と考えられており、ドラッグストアなどでもサプリメントが市販されています。気軽に使えるので、水泳、ジョギング、サッカー、テニスなど、スポーツをする人でこむらがえりに悩んでいる人は試してみてもよいでしょう。

薬物療法 11

腰部脊柱管狭窄症《ようぶせきちゅうかんきょうさくしょう》に「リマプロスト アルファデクス」

レストランを営むKさん（58歳男性）は、半年ほど前から腰痛に悩んでいましたが、徐々に悪化。腰に激痛が走るとともに左足にも痛みが走り、こむらがえりのような状態で歩行も困難に……。「ぎっくり腰かな？」と思ったKさんは、仕方なくお店を休み、安静にしていました。3日ほどで腰痛がマシになり、お店は再開しましたが、歩くのがとてもつらく、10メートルくらいしか続けて歩くことができません。腰をかがめガードレールにつかまって歩き、しばらく歩くと歩道にしゃがみこんで休み休み通勤する日々が続いています。整形外科を受診したところ腰部脊《ようぶせき》柱管狭窄症《ちゅうかんきょうさくしょう》と診断され、「リマプロスト アルファデクス（商品名：オパルモン）」5マイクログラム（μg）を1日あたり3錠処方されました。

●血流をスムーズにし、間欠跛行《かんけつはこう》やこむらがえりを改善する

リマプロスト アルファデクス（商品名：オパルモン、プロレナール）は、血管を拡げ、血

管内で血液が固まるのを抑え血流をスムーズにする薬です。動脈硬化《どうみゃくこうか》などを改善する血管拡張薬または末梢循環《まっしょうじゅんかん》改善薬として用いられていましたが、腰部《ようぶ》脊柱管狭窄症《せきちゅうかんきょうさくしょう》にも効果が認められ、使用できるようになりました。血管を拡げる作用があるため、脊柱管が狭くなり血管や神経が圧迫を受けることで発症する、足の痛みやしびれを緩和します。特に腰部脊柱管狭窄症や閉塞性動《へいそくせいどう》脈硬化症《みゃくこうかしょう》の人を悩ませる間欠跛行（↓24・26ページ参照）の改善に効果があります。

　間欠跛行やこむらがえりの症状が強い人は、試してみる価値があるでしょう。ただし、妊婦や妊娠の可能性のある人は使用してはいけません。また、下痢、吐き気などの副作用があらわれることがあります。

腰部脊柱管狭窄症による血流障害

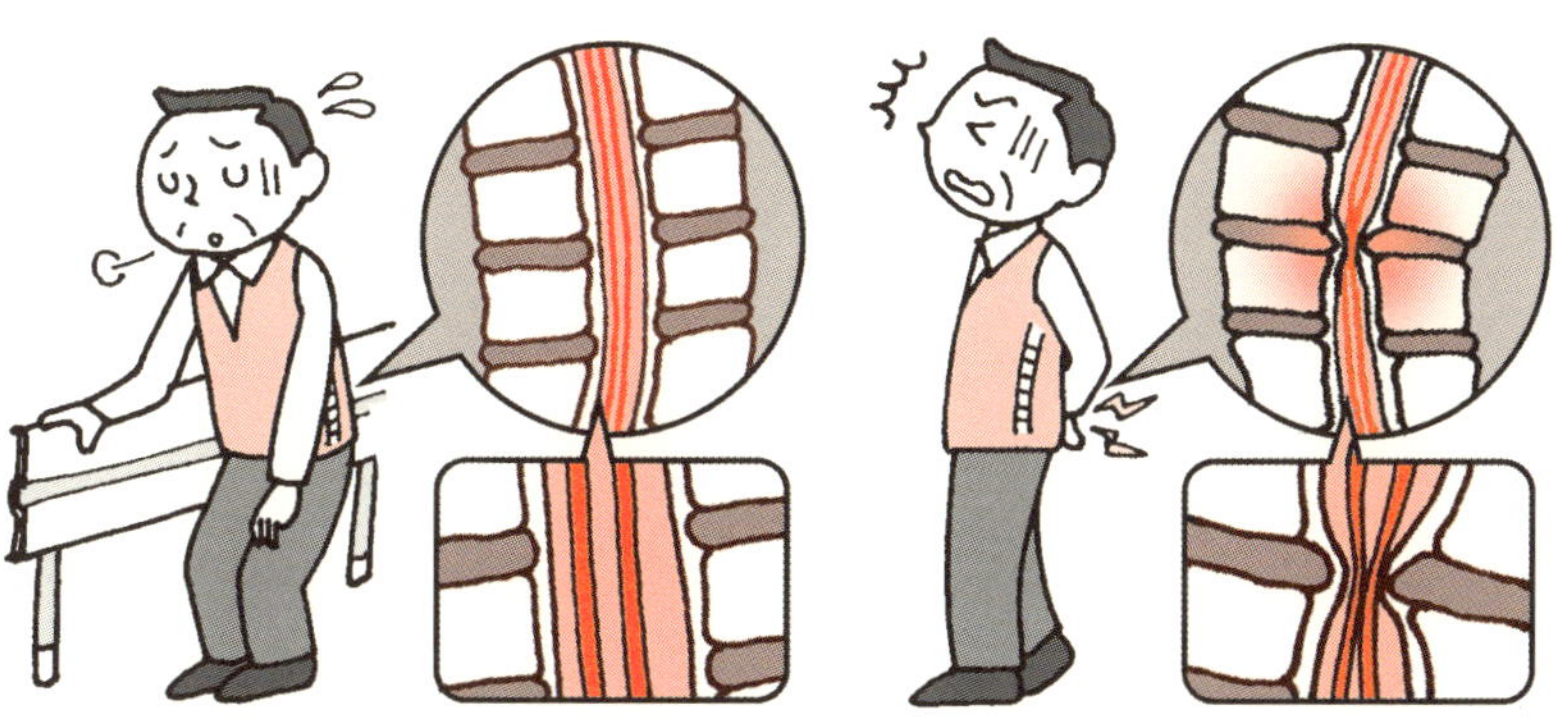

腰を前かがみにすると腰椎《ようつい》の前弯《ぜんわん》がとれ、血流がよくなる。

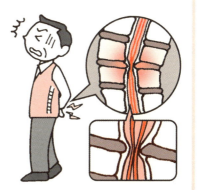

まっすぐ立ったり背中を反らすと血流が悪くなる。

薬物療法 12

筋肉の緊張を緩和する「エペリゾン塩酸塩」

Lさん（42歳男性）は3か月ほど前から、頻繁にふくらはぎにこむらがえりを起こすようになりました。睡眠中はもちろん、歩行中に突然激痛が走り、うずくまってしまうこともしばしばです。以前は長い時間散歩をしたり、子どもとキャッチボールをして体を動かしたりしたときなど、思い当たる原因がありましたが、最近はその理由がわかりません。しかも症状が長引き、なかなか痛みが消えません。

心配になり内科で検査を受けたところ、初期の糖尿病《とうにょうびょう》と診断されました。こむらがえりには「エペリゾン塩酸塩（商品名：ミオナール）」を処方され、寝る前に1錠飲むことになったのですが、驚くほど改善し、ほとんど症状がなくなりました。

◉筋肉の緊張をやわらげ、血流を改善する

エペリゾン塩酸塩は筋弛緩薬《きんしかんやく》と呼ばれる種類の薬で、筋肉の緊張をやわらげる作用がありま

す。そのため、腰痛、手足のこわばり、ひどい肩こり、五十肩、緊張型頭痛などの治療に使われてきました。また、軽い鎮静《ちんせい》・催眠《さいみん》作用や血液の流れをよくする作用もあることから、脳血管障害や外傷後遺症などに用いられることもあります。

こむらがえりにも頻繁に処方されており、特に糖尿病《とうにょうびょう》によるこむらがえりに、効果が高いようです。血流をスムーズにし筋肉の緊張を緩和することで、糖尿病の合併症《がっぺいしょう》として起こる神経障害を改善する作用があるのではないかと考えられています。Lさんのように、寝る前に1錠飲むだけで、驚くほどよくなるケースが報告されています。

筋弛緩薬のなかでも、エペリゾン塩酸塩は比較的効き目が穏やかで、副作用も少ない薬ですが、筋緊張を緩和する神経に働きかけるため、眠気や脱力感、ふらつきなどが起きることがあります。緊張を強いられる重要な仕事の前、車の運転時などは服用を控えましょう（↓糖尿病については36ページ参照）。

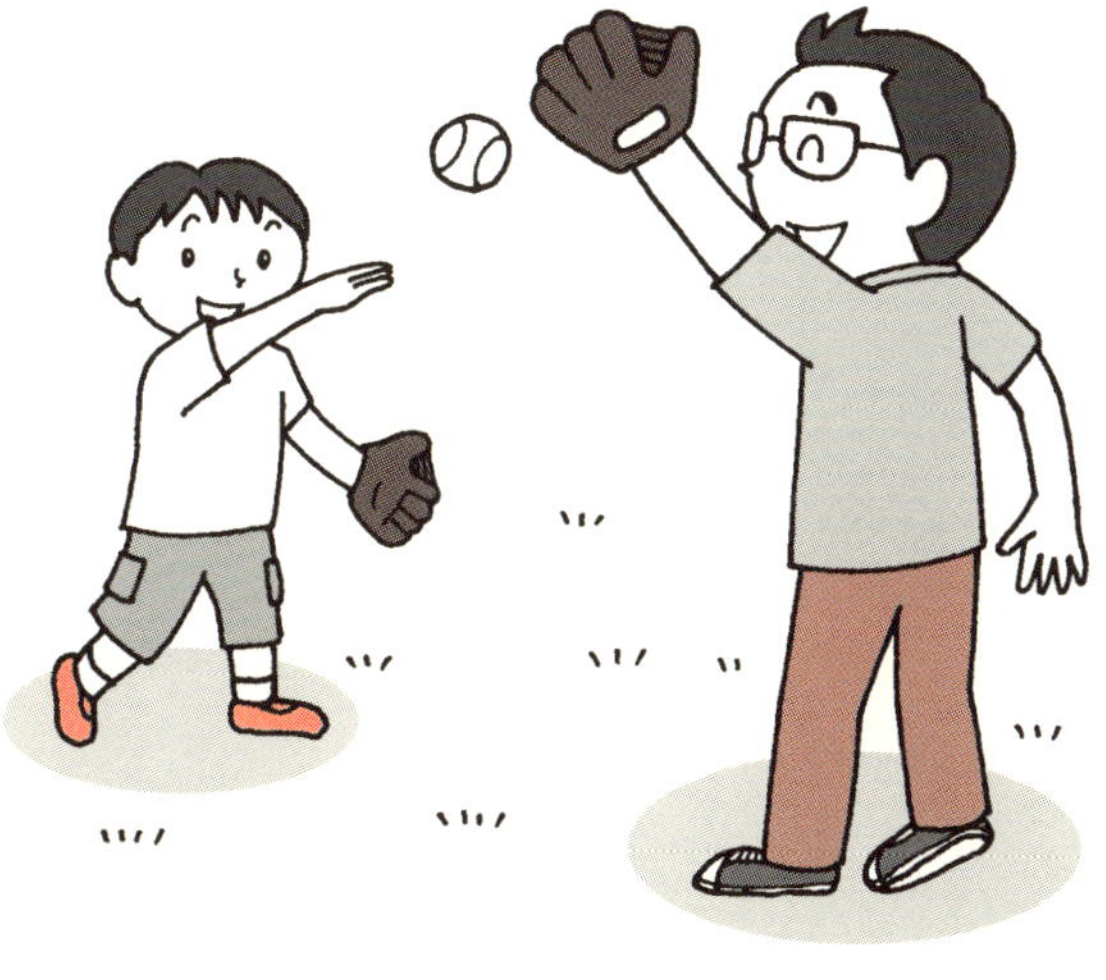

閉塞性動脈硬化症《へいそくせいどうみゃくこうかしょう》に「シロスタゾール」

Mさん（56歳男性）は一年前から、ときどき下半身の冷えやしびれを感じるようになりました。最近は、しばらく歩くと臀部《でんぶ》から足にかけて痛みが出てしまい、途中で休憩することもしばしば。ひどいときは30分ほど休憩しなければ、再び歩き出すことができません。こむらがえりを起こすこともあり、だんだん症状がひどくなると感じています。心配になり内科を受診したところ「閉塞性動脈硬化症《へいそくせいどうみゃくこうかしょう》」と診断され、「シロスタゾール（商品名：プレタール）」が処方されました。

●血管を拡げ、血流をスムーズにする

閉塞性動脈硬化症《へいそくせいどうみゃくこうかしょう》は、主に足（下肢《かし》）の血管に動脈硬化が起こり、足を流れる血液が不足し、それによって痛みを伴う歩行障害が起きる病気です（↓26・58ページ参照）。閉塞性動脈硬化症の人は、下肢だけでなく他の部分の動脈硬化も進行している場合が多く、胸の痛みなどの自

覚症状（狭心症《きょうしんしょう》）や、一過性脳虚血発作《いっかせいのうきょけつほっさ》（片麻痺《かたまひ》、しびれなど）が起きていないか、十分に注意する必要があります。

　薬物療法では下肢の症状改善を目的にシロスタゾールなどの抗血小板薬《こうけっしょうばんやく》が選択されます。血管内で血液が固まるのを防ぐ薬で、血栓症《けっせんしょう》の治療に用います。血管拡張作用をもち合わせていることから、閉塞性動脈硬化症にともなう手足のしびれや冷え、特に間欠跛行《かんけつはこう》に効果があることが知られています。

　ただし、心臓病（狭心症、心筋梗塞《しんきんこうそく》、不整脈）、糖尿病《とうにょうびょう》、重い肝臓病、腎臓病、高血圧症、妊娠中、生理中の人などは、使わないほうがいいでしょう。

閉塞性動脈硬化症の治療

生活習慣の改善	禁煙や食生活の見直し、運動などにより、背景にある糖尿病、脂質異常症、高血圧症などを改善。
運動療法	足の血流をよくするため、ウォーキングマシンなどを利用して、歩行と休憩を繰り返す。
薬物療法	**足の血流をよくして症状を改善するため、血管を拡げる血管拡張薬、血液を固まりにくくする抗血小板薬を使用。シロスタゾールは抗血小板薬で間欠跛行に効果がある。**
炭酸泉療法	人工的に炭酸を発生させた湯に足を10～15分つけて、血液の循環をよくする。
血管再建術	動脈が狭くなったところにカテーテルを入れて血行をよくするカテーテル治療と、人工血管や体のほかの部分の血管をバイパスとしてつけるバイパス手術がある。
血管新生療法	本人の骨髄などを使って新しい血管をつくり出す再生医療のひとつ。

薬物療法 14

糖尿病性神経障害《とうにょうびょうせいしんけいしょうがい》に「カルバマゼピン」

糖尿病《とうにょうびょう》で闘病中のNさん（69歳男性）は、最近、こむらがえりの強い症状に悩まされています。気持よく眠りにつこうとしたその瞬間、足に激痛が走り、いきなりのこむらがえりで悶絶。アキレス腱を伸ばしたり、マッサージをしたり、なんとか回復しても、横になると、再びこむらがえりを起こしてしまいます。毎晩のように起きるので、睡眠不足になり、主治医に相談したところ、「カルバマゼピン（商品名：テグレトール）」を処方されました。

◉糖尿病《とうにょうびょう》の合併症《がっぺいしょう》で起きる強いこむらがえりに効果がある

糖尿病の三大合併症は、「糖尿病性網膜症《もうまくしょう》」、「糖尿病性腎症《じんしょう》」、「糖尿病性神経障害《しんけいしょうがい》」です。

このうち糖尿病性神経障害とは、高血糖《こうけっとう》により末梢神経《まっしょうしんけい》の伝達作用に障害が起き手足のしびれ、痛み、立ちくらみなど全身にさまざまな症状があらわれる状態で、こむらがえりもそのひとつだと考えられています。

強いこむらがえりの症状には、カルバマゼピンなど、抗てんかん薬と呼ばれる薬が処方されることがあります。てんかんの発作を予防する薬ですが、躁《そう》うつ病の治療や、神経痛の緩和にも使われており、糖尿病性神経障害にはよく処方されています。てんかんの発作時に起こる痙《けい》攣《れん》を抑える作用があるため、こむらがえりの痙攣にも効くと考えられています。同様の薬に「フェニトイン（商品名：アレビアチン）」があります。また、糖尿病性神経障害の原因物質であるソルビトールの蓄積を抑える「エパルレスタット（商品名：キネダック）」という薬も使われています。

カルバマゼピンの服用により強いこむらがえりの症状がうそのように治まることもありますが、多くの副作用も報告されているので、慎重に使用しなくてはなりません。また、抗てんかん薬は自分の判断で急に中止すると、反動で重い発作を起こしてしまう危険があります。必ず医師の指導のもとで、用法容量を守り、正しく服用しましょう。

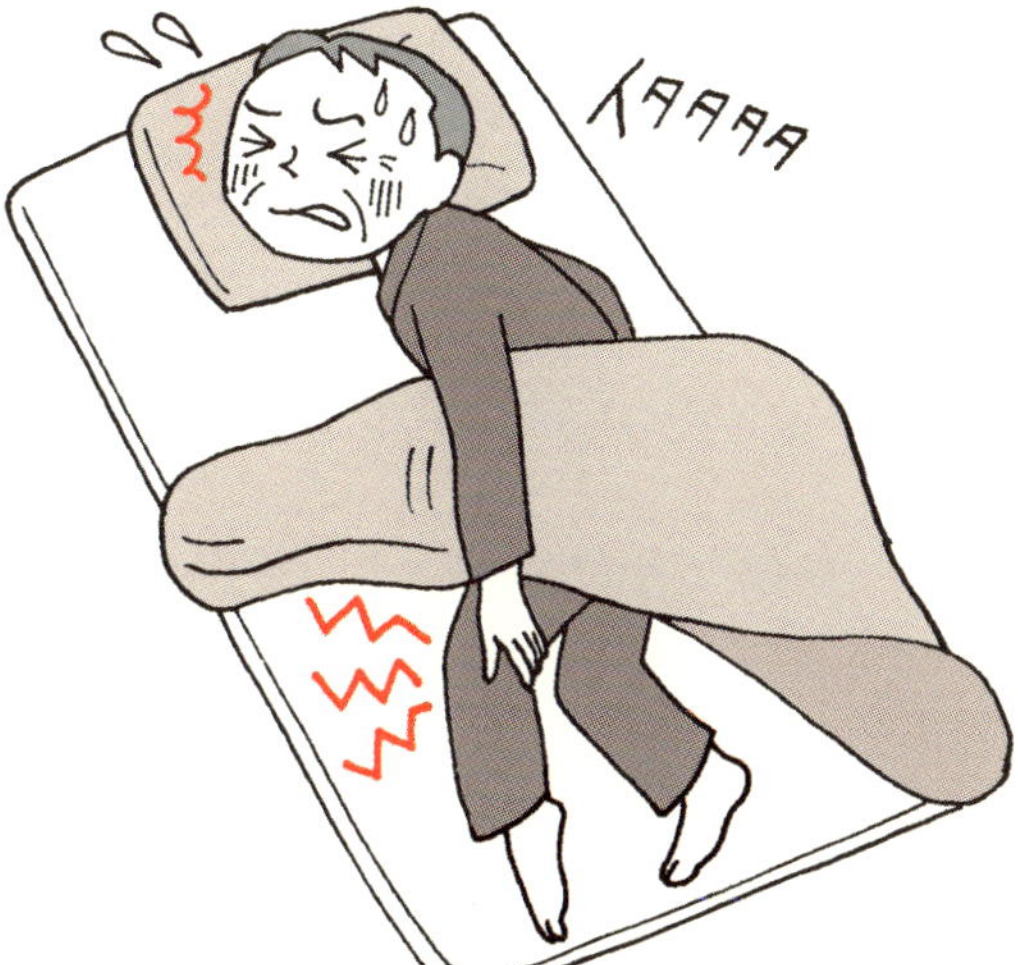

強い症状に「ダントロレンナトリウム」

Oさん（12歳女性）は、最近、手足にこむらがえりが起こり始め、次第に全身に激しい痛みが生じるようになりました。生活にも支障をきたすようになり、総合病院を受診したところ、「全身こむらがえり病（里吉病《さとよしびょう》）かもしれない」と診断されました。「ダントロレンナトリウム（商品名：ダントリウム）」を処方され、今のところ症状は少し治まっています。

◉筋肉のこわばりや運動障害を緩和する

「里吉病《さとよしびょう》」は原因不明の病気で、神経の伝わりが障害される自己免疫疾患《じこめんえきしっかん》の一種だと考えられています。大人になってから発症することもありますが、多くの場合10歳前後で発症し、進行性に症状が悪化します。こむらがえり以外の症状としては、下痢、脱毛などがあげられます。治療には末梢性筋弛緩剤《まっしょうせいきんしかんざい》のダントロレンナトリウムが、主に使われています。ダントロレンナトリウムには、筋肉の興奮収縮に関係する機能を遮断《しゃだん》することによって、筋肉に直接働きかけ、筋肉の緊張をやわらげる作用があります。

この薬は、脳性麻痺《のうせいまひ》、脳血管障害の後遺症、外傷後遺症、脊髄麻痺《せきずいまひ》などによる、筋肉のこわばりや運動障害を緩和します。また、手術で全身麻酔をした際に、突然発症する悪性過高熱《あくせいかこうねつ》（体温がどんどん上がり、筋肉が硬直してしまう死亡率の高い病気）という病気に対する唯一の特効薬として用いられています。全身こむらがえり病に処方されるケースでは、こむらがえりだけでなく下痢や脱毛にも効果があることが報告されています。

ダントロレンナトリウムは全身こむらがえり病以外でも、強いこむらがえりの症状に使われることがあります。1週間、寝る前に1錠を飲むだけで、ピタリとこむらがえりが止まったという例もあります。

ただし、眠気や集中力の低下などの副作用があります。また、心肺機能や肝機能に難がある人、妊婦、筋無力症状のある人への処方は避けるべきです。

薬物療法 16

頑固な痛みに「神経ブロック」

若いころから腰痛に悩んできたPさん（35歳男性）。学生のころに整形外科で「骨がゆがんでいる」と指摘され、部活をやめてリハビリに通った経験があります。最近また腰が痛み、整形外科を受診したところ「腰椎椎間板《ようついついかんばん》ヘルニア」と診断されました。それから週1回のペースでリハビリに通っていますが、このごろ、何かのタイミングで腰を左右にひねると、こむらがえりを起こすようになりました。就寝中にもこむらがえりが起こり、それが腰まできて張ってしまい、痛くて動けなくなることも……。痛みは3日間ほど続きます。そこで主治医に相談し、腰椎椎間板ヘルニアに対して神経根ブロックという治療を受けました。

●麻酔などの薬剤を神経に注射し、痛みをブロックする

神経ブロックは、麻酔などの薬剤を患部に注射することにより、痛みを緩和する治療法です。

腰痛や関節痛など、強い痛みが続き、生活に支障をきたしている場合などに使われます。

内服薬と異なり、患部の神経にダイレクトに薬剤を注入するため全身への副作用が少なく、眠気などの影響がほとんどありません。使用する薬剤は、主に局所麻酔薬（カルボカイン、キシロカイン、デカドロンなど）ですが、アルコールやフェノールなどの神経破壊薬や、A型ボツリヌス毒素製剤、交感《こうかん》神経《しんけい》遮断薬《しゃだんやく》などが使われることもあります。

腰椎椎間板《ようついついかんばん》ヘルニアには、神経根《しんけいこん》ブロックや硬膜外《こうまくがい》ブロックが行われます。また、こむらがえりには、深腓骨《しんひこつ》神経ブロック（深腓骨神経の末梢部《まっしょうぶ》、第1趾《し》と第2趾の間に局所麻酔薬を注射する方法）が有効だと報告されています。

神経ブロック

【深腓骨《しんひこつ》神経ブロック】

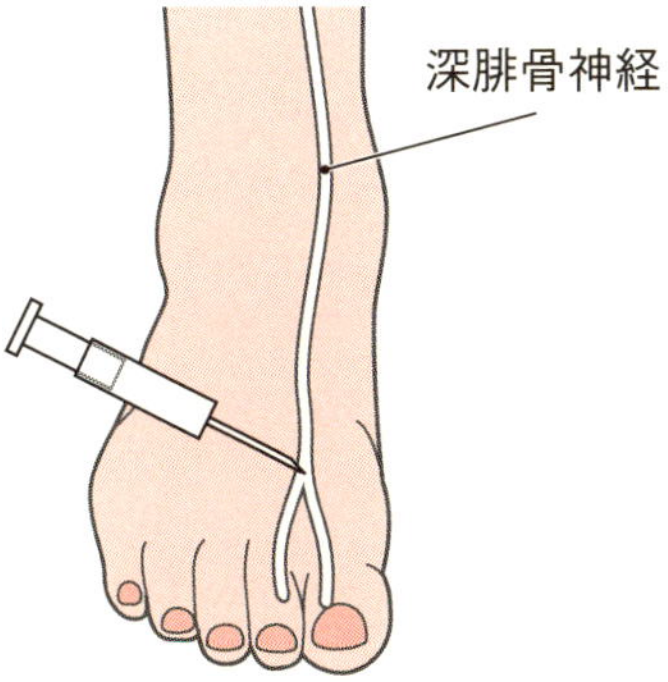

【椎間板《ついかんばん》ヘルニアの神経根《しんけいこん》ブロック】

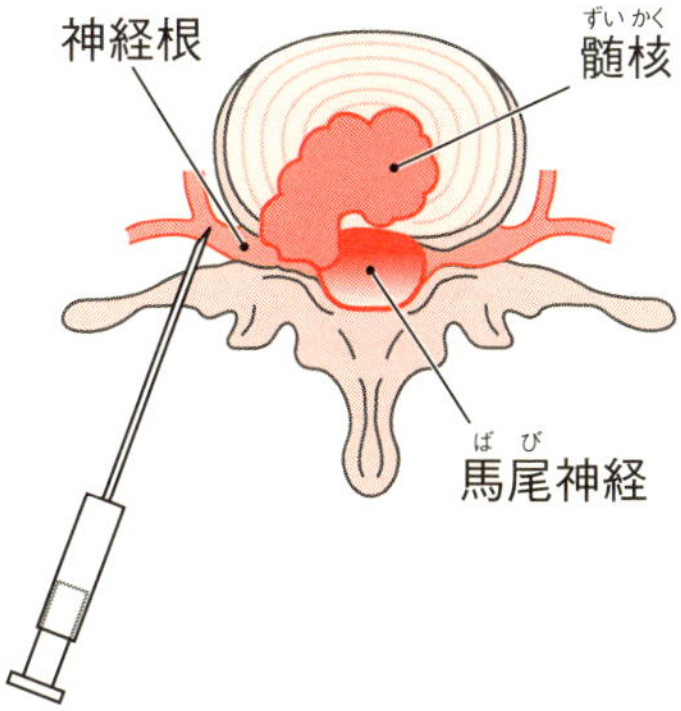

Coffee Break
コーヒーブレイク

こむらがえりと熱中症

体に熱がたまり、上昇した体温が下がらなくなった結果、さまざまな障害が引き起こされる状態を熱中症といいます。最悪の場合、死んでしまうこともある怖い病気です。実は、この熱中症の初期症状として、こむらがえりが起こります。

では、なぜ、熱中症の初期にこむらがえりが起きるのでしょうか?

本来、私たちの体には、体温の上昇を防ぐ仕組みが備わっています。体に熱がたまると、血液に含まれる水分を汗として分泌《ぶんぴつ》し、蒸発させることで熱を外へ逃がします。ですから脱水症状を防ぐために、暑いときには水分をとることが大切なのです。けれども、水分を補給するだけでは、熱中症を防ぐことはできません。なぜなら汗をかくと電解質のバランスも崩れてしまうからです。こむらがえりに電解質《でんかいしつ》異常《いじょう》が関係していることは10ページでご説明したとおりです。

熱中症は、I度（めまいやたちくらみ／筋肉痛やこむらがえり／異常な発汗）、II度（頭痛、吐き気、嘔吐／全身倦怠感）、III度（意識障害／けいれん／体温上昇）に分類されています。そして、I度の段階で対処することで重症化を防ぐことができます。症状があらわれたら、できるだけ涼しい場所に移動し、安静にして体を冷やします。そして、電解質バランスを調整するために水分だけでなく、塩分、糖分も補給することが大切です。

Index さくいん

【さ行】

【ま行】

【や行】

【ら行】

【執筆者紹介】

出沢 明（でざわ あきら）

出沢明PEDセンター 院長、帝京大学医学部附属溝口病院 客員教授。

日本整形外科学会専門医、脊椎脊髄病医、脊椎内視鏡下手術·技術認定医。

1980年千葉大学医学部卒業、87年千葉大学医学部博士課程修了。国立横浜東病院整形外科医長、千葉市療育センター通園センター所長、帝京大学医学部附属溝口病院整形外科教授・整形外科科長などを経て現職。所属学会は、日本内視鏡外科学会理事、日本関節鏡・膝・スポーツ整形外科学会（JOSKAS）理事・第5回会長、世界内視鏡脊椎外科学会・国際低侵襲脊椎外科学会日本代表など。脊椎・脊髄外科、股関節外科、電気生理学などが専門分野。

腰椎椎間板ヘルニア、腰部脊柱管狭窄症などの腰の病気に対し、内視鏡を用いた体への負担の少ない手術法（PED、PEL等）を行う第一人者。これらの手術法がメディアで取り上げられ、予約が殺到したことから、一時は手術が数年待ちに。痛みに苦しむ患者さんを少しでも早く治したいという想いから、2014年、出沢明PEDセンターを開業。さらなる技術の向上と普及に向けて活発な活動を行っている。

もう怖くない！
筋肉のつり こむらがえり　痛みの原因と対処法を徹底解説

2015年12月25日　第1版第1刷発行　※定価はカバーに表示してあります。
2020年6月1日　第1版第2刷発行

著　者——出沢 明

発　行——有限会社 唯学書房
〒113-0033　東京都文京区本郷1-28-36　鳳明ビル102A
TEL　03-6801-6772　FAX　03-6801-6210
E-mail　yuigaku@atlas.plala.or.jp
URL　https://www.yuigakushobo.com/

発　売——有限会社 アジール・プロダクション

編集協力——尾崎ミオ（Tigre）
イラスト——為田洵／ホリエテクニカル
デザイン・DTP——下村敏志（KreLabo）
カバー写真——長谷川朗
印刷・製本——中央精版印刷株式会社

ISBN978-4-908407-01-7 C2047